功能性视觉评估与训练工作手册

杞昭安　郑剑虹　主编

U0209113

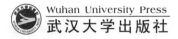
Wuhan University Press
武汉大学出版社

图书在版编目（CIP）数据

功能性视觉评估与训练工作手册/杞昭安，郑剑虹主编． —武汉：武汉大学出版社，2023.1

ISBN 978-7-307-23423-9

Ⅰ．功… Ⅱ．①杞… ②郑… Ⅲ．①视觉障碍－评估－手册 ②视觉障碍－康复训练－手册 Ⅳ．R777.409-62

中国版本图书馆CIP数据核字（2022）第204219号

责任编辑：周媛媛　　　　　责任校对：牟　丹　　　　　版式设计：文豪设计

出版发行：**武汉大学出版社**　　（430072　武昌　珞珈山）

（电子邮箱：cbs22@whu.edu.cn　网址：www.wdp.com.cn）

印刷：三河市京兰印务有限公司

开本：710×1000　1/16　　　印张：10　　　字数：164千字

版次：2023年1月第1版　　　2023年1月第1次印刷

ISBN 978-7-307-23423-9　　　定价：48.00元

序

　　功能性视觉评估是了解视觉障碍儿童视觉使用情形的重要工作，是视觉障碍儿童鉴定安置与辅导工作中必要的作业项目。至于应评估哪些项目，是否等入学后再做，目前仍有争议，各有各的看法，但大家都认为做视觉功能评估是有必要的。只是未必所有视障教育工作者对于视功能评估均有正确认识，且如何评估和训练，确实有必要提供相关信息。

　　简单地说，教育情境下的功能性视觉评估就是利用日常生活情境来观察视障儿童，教师应以简单的观察来记录其日常生活反映的信息。他们行走时如何判别空间方位？如何避开障碍物？他们使用剩余视力的情形如何？视障儿童对于听觉及触觉上的刺激，是否有行为上的反应？是否有视觉功能的表现？头部是否会偏斜？脸和颈部是否会紧张或扭曲？光线射向眼睛时，是否会注视或有眼球震颤行为？动作是否稳定？行走时脚步是否迟缓？是否常低着头？行进时会不会避开障碍物？是否会撞上器物？行为反应是否主要来自视觉？上述鉴定和医生的诊断有所不同，但教师如果不具备这些评估技能，鉴定工作将寸步难行。鉴定是为了安置和辅导，但如何进一步做视功能训练，也是教师所急需，因此编辑一本相关手册实有其必要性。至少让教师在放大镜、望远镜的使用方面，以及在阅读和写作方面的训练，有个基本概念和依据。

本书是以 Jose 在 1994 年出版的"了解低视力"(Understanding Low Vision) 一书为主要参考架构，广泛搜集并汇整功能评估与训练的国内外资料，就眼科学、视障工学、定向行走、视障教材教法等相关科目做一整合，盼为视障教育工作者及视障者家长提供参考。同时也希望借此抛砖引玉，让视觉功能评估和训练因此有一个好的开端，并期盼因此有更完善的规划被提出，给视障儿童提供一个有效的视觉功能训练计划。

本书是在广东省特殊儿童发展与教育重点实验室开放基金的资助下，由杞昭安教授和郑剑虹教授主持编写，指导特殊教育专业的学生和学员搜集资料。广东省"百千万人才培养工程"－特殊教育名教师培养项目学员沈光银、严旭露做了补充修改，其他学员以及湛江市特殊教育学校黄岱校长也提出了许多宝贵意见。资料的搜集和统整是件费神且不容易的事，尤其在功能性视觉与训练方面，在国内并没有太多人投入研究和教学工作。本书可作为盲童入学评估和功能性视觉训练的基本参考，也可作为特殊教育教师职前培训教材。由于时间仓促和编者水平有限，本书难免存在一些疏漏和不足之处，希望视障教育界同仁们对本书提出宝贵的意见与建议。

编者

目　录
Contents

第一章　功能性视觉评估简介……………………………………… 1

第二章　功能性视觉训练与教学计划……………………………… 9

第三章　远距离训练………………………………………………… 17

第四章　近距离训练………………………………………………… 29

第五章　视觉障碍者的训练………………………………………… 37

第六章　多障碍儿童功能性视觉评估……………………………… 55

第七章　光线的评估………………………………………………… 85

第八章　功能性视觉训练活动设计………………………………… 99

第九章　游戏教育与视觉功能训练………………………………… 125

附　　录……………………………………………………………… 137

参考文献……………………………………………………………… 153

第一章　功能性视觉评估简介

一、何谓功能性视觉评估？

由眼科医生透过视力量表或各种仪器所鉴定出来的视力值（视觉敏锐度），并不能完全代表视觉障碍学生在实际生活中使用视觉的情形，为了了解这种情形，直接利用生活中的种种情境来进行视觉功能的评估，就叫作功能性视觉评估。功能性视觉评估的目的不在获得种种的视力值，而在得知视力在日常生活中被实际应用的程度，其着重点在于"功能性"三字。

二、为何要进行功能性视觉评估——功能性视觉评估的教育意义

由于鉴定出的视力值并不等于实际上的视觉运用，教师想要针对视觉障碍学生设计出有效的教学计划，协助学生充分运用剩余视力，就必须了解学生目前对剩余视力的使用情形。

功能性视觉评估不但可帮助教师了解学生剩余视力的使用，还可得知学生个别的视觉优势所在，以及其他感官功能运用统合的情形，进而针对学生实际的能力与需求，制定有效的教学计划，进行视觉功能的训练。

三、功能性视觉评估的原则

功能性视觉评估所要检测的是视觉障碍学生在实际日常生活中使用视觉的情形，因此一定要在尽可能符合现实状况的环境下测试。除了选择多种日常生活情境，如用行走、游戏、就餐来测试外，尚需注意以下几点原则：

（一）专注原则：当学生无法专心配合时，必须另外选择适当时机进行评估，否则将无法反映学生真正的视觉功能。

（二）自然原则：测试者若和学生不够熟悉，必须先建立起彼此的信任关系，或请家长及和学生熟悉的老师进行评估，自己在旁记录，不然学生可能会呈现出不自然的表现，影响评估结果的真实性。

（三）充裕原则：评估时，要预留充裕的时间给学生反应，要求学生赶快回答或做动作，会增加学生的心理压力而影响真正的视觉功能。

（四）轻松原则：进行评估时，要呈现一个轻松愉快的情境，最好以游戏方式进行评估，使学生感到自然而没有压力。

（五）记录原则：测试者在做观察记录时，诸如物体颜色和背景颜色相近，或是灯光的明暗度等因素，都会干扰学生的辨识能力，必须详加记录。

（六）多方评估：学生的夜视力状况及对物体大小、颜色的区别也要评估。

（七）跨情境原则：观察与记录应包括学生于多种日常情境（3～5种）使用视力的情况，而不是单一情境的。

四、功能性视觉评估的项目

功能性视觉评估的主要项目见表1-1。

表 1-1 功能性视觉评估的主要项目

项目	说明	评估方法	教育上的建议	备注
视觉灵敏度	简单地说,视觉灵敏度是指能否在固定距离看到指定的物体,因此测量上可分为近距离视力和远距离视力	◎近距离的视力 ① 使用市面上已有的近距离视力量表 ② 用微张的手指缓慢向学生的眼睛移动,观察眼睛雾时的反应 ③ 在近距离放置一些小东西,要求学生指出指定的实物 ◎远距离的视力 ① 使用万国式视力表（要注意灯光的亮度,单眼与双眼分别测试） ② 在一定距离外放置某物体,请学生说出为何物（要为学生所知道的物品,另外要记录距离及物品大小） ③ 要求学生模仿一定距离外的示范者所做的动作	视觉灵敏度是视觉功能评估上最初步的一项,如果学生有这方面的困难,老师要更进一步去测量是否还有其他的问题	测试时要注意由远到近的规则,并且要观察学生的作答情形,以免有记忆的现象发生。另外,评估最简单的方法是用电脑设计不同大小的字体,让学生在良好的光线下,由远至近地测量其视觉敏锐度,但要注意该生是否认识这些字
目光扫描	以固定方向（上下、左右、对角）依序对物品或文章进行阅视	给一篇文章（字不要太小）,让学生找出测试者所指定的字。或者是在桌上摆几个物品,要求学生指出所指定的物品	如果学生在阅读文章时会跳行或漏字,老师可以用有颜色的贴纸来帮助学生注意某一段话或字,或者是用来协助视障生阅读	扫描能力也可说是一种固视能力,视障生在进行扫描时,通常头不会有方向上的移动,只会用视线来跟随目标物行走
目光搜寻	在固定空间内,可以准确地阅视及寻找物品	在教室内摆上一指定物品(例如:文具、书本等),要求学生将所指定的物品找出来,或者是要求学生将某一物品放回指定的位置上（但要避免熟悉的环境与熟悉的方向,以防止学生运用记忆来作答）	如果学生缺乏此能力,教师可以在学生搜寻时给予一些提示,例如:物品的方位、其旁边所摆放的物品等	前提条件是学生要具备认识这些物品的能力,也就是所摆放的物品是学生认识的

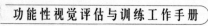
续表

项目	说明	评估方法	教育上的建议	备注
视野广度	视野意指所看到范围的大小。视野狭窄的人可以看见的范围就比较小，或者是近距离看一物体时，无法得知其全貌	视野缺损： 让学生坐在漆黑的房间中，测试者手持笔形手电筒，在视野的所有方位和区域内开关此手电筒，并在学生头不能动的情况下，要求学生指出哪个方位有感觉到闪光，以便观察者记录 用透明钓鱼线绑住一件小物品或小球，在学生头不能动的情况下，在其面前10 cm处，做各方位(至少上、下、左、右)摆动，并留意学生第一次注意到物品出现的位置 视野偏好： 先让学生将眼睛闭上，然后在地板上两个不同方位放置相同的物品，然后观察学生在睁开眼睛后是一起伸手拿起两物，还是只注意某一物，即可得知学生的视野偏好	在教导视野广度狭小的学生时，应将物品依远近或不同方位来移动，以便学生得以知道其物品的全貌，切勿固定一个位置不动	
眼球肌肉平衡	眼球上共有六条眼肌来控制眼球转动，一般而言，如果眼肌的运动不正常，由外表即可得知，但有些轻微的不平衡仍需经由测试得知。眼肌不平衡即俗称的"斜视"或"斗鸡眼"	1.笔灯检测法：拿一只笔灯放置在学生鼻前20～30 cm处，并且要求学生看着笔灯，如果笔灯的反光正好落在学生瞳孔的正中央，即代表眼肌运作正常 2.拿一物体由远处向学生面前移动，要求学生注视其物体，观察其两眼是否会一起注视	如果眼肌不平衡的话，教师需调整教学方法以及学生座位位置，例如：如果学生习惯看右边，教师可将其座位调整到教室的左边。另外，由于眼肌不平衡的学生在外观上常常无法正视别人，所以容易导致误会，老师应先与其他师生沟通，让他们了解这个状况	若只有一眼的眼肌不平衡，会导致该生习惯用优势眼，而另一眼的视力就会渐渐衰退，这在医学上俗称"废用性弱视"

续表

项目	说明	评估方法	教育上的建议	备注
追视视力	在视野范围内所做的追踪，也就是眼睛随着移动中物体移动的视觉能力，也有人称为"追迹能力"或"追踪能力"	第一步，以头部不动为原则，使视障生的眼球随着移动的物体跑掉或移开。若不能随着物体移动的话，要将实际情形做记录与叙述。此外，眼球在角落里停多久也要记录，通常视障生的眼球会停留在眼眶角上。第二步，测试目标物由视野范围内逐渐移动到视野之外 实物追迹法： 以飞机飞往哪里去、火车头行进的方向、遥控汽车以及线图追迹卡加以测试	在各科教学与指导时，切勿强制视障生追视或要求固定头部不动，也不要要求学生以视角注视物体或规定学生要将眼球移动至眼眶的某一定点。这是因为除了不容易达成教学上的要求之外，还有可能在长久的情况下，造成某些眼肌的伤害	一般人可以保持头部固定，并只要转动眼球就可以看见物体，但有些视障生在进行眼睛追视时，可能只有将眼球平稳放置在正中，才能平稳追视行动中的物体
远近调视力	指一远一近的快速对焦作用。 同一物体，视障生在远距离和近距离所看到的影像却不相同，如有的视障生甚至将物体拿起后就看不清楚了	积木置放法： 以同样的两个长方体积木，前后稍有距离，置于桌上的一端，要另一端的受测者指出远近	需要实时反应"球速"的各项球类运动，对远近调适有困难的视障生而言，无法立即做出适当的手眼协调反应，如迎面而来的棒球、篮球等都有可能造成运动伤害。因此，可以个别调整体育课的学习目标，或者改变部分的学习内容	远近协调异常的人，在行动和速度方面的配合比较慢，若不了解自身视觉状况，就比较容易发生意外事故
注视力移转	指学生能察觉在视野范围内所出现的新事物	利用学生正在注意甲目标的时候，悄悄地将乙目标出现在其视野范围之内，测试学生是否察觉到有新的目标出现	如果学生不能顺利做出注视力移转的实时反应时，在交通与行动安全上要多做考虑。另外，体育课球类运动，在传接球的速度、动作的示范教学上，教师要通过语言多做说明。教师在教室黑板上做教学时，除可使用鲜明对比的"教学棒"之外，口头说明位置也可帮助学生理解	

项目	说明	评估方法	教育上的建议	备注
色觉能力	指对不同颜色与形状的分辨能力。一般说来，有关色觉分辨的能力，可以大致上分为"全色盲""红绿色盲"及"黄蓝色盲"等类；而情况稍好的，就称为"色弱"	放置不同颜色的物品在学生面前，然后要求学生以下列的任何方法表露出色彩的觉知： 1. 将相同大小和形状的物品依颜色作比较及分类 2. 将不同大小和形状的物品依颜色作比较及分类 3. 将不同颜色的物品依色调作比较及分类 4. 将深浅不同的物品依色调排列（按顺序） 5. 选出或指出评估者指定的颜色物品 6. 说出评估者所呈现物品的颜色名称	对于单独颜色的辨识没有困难的视障生，在辨识相近颜色或对比颜色发生困难时，可以使用下列几种方法： ① 加深轮廓法 红绿色盲或色弱的视障生，在面对多种色块杂陈的图片与地图时，教师可用黑笔或白线标出轮廓协助区别。当然，也可加深外围线条的彩度或改变明度来帮助分别 ② 去除背景 在外围物品杂而多时，取出实物用单一颜色做背景，或将图片复制以消除复杂背景，也有助于视障生分辨	在评估色觉能力时，不仅在于了解学生视觉是否有异常，更要从记录与观察中了解学生是否能很快指出相同或相异的颜色。相近的颜色在彩度与明度不同的情况之下，能不能分别出来
手脚眼协调	简单来说，就是眼和手脚的联结。譬如看到物品就会用手去抓，看到足球会用脚去踢，看到食物会用手送到自己的嘴边	迎取法是最好用也是最简单的评估方式，譬如拿一个乒乓球或拿一颗巧克力，看视障生是否很精准地拿到，并放在指定位置。当然指定的位置范围要大一些，否则因视力辨识与辨位困难而放置不正确的话，就会得出手脚眼不协调的错误结论	就视知觉与动作之间，做更多时间的联结与熟悉，是可以通过训练来达成的。最直接有效的就是"精熟练习"，也就是用更多的时间、更多的练习来帮助学生	① 注意学生所看到的影像是否多重或不定，尤其眼球震颤的视障生，因为看见的物品是多重影像，用手与脚配合行动时，或许不准确。 ② 对没有经验的动作能力，有可能会有手眼不协调的情形发生，这也不代表学生手眼不协调

续表

项目	说明	评估方法	教育上的建议	备注
复杂背景辨识力	阅读一张复杂图片,在视功能与能力上,可能包括视觉敏锐度、色觉能力、全部与局部、深度视觉等不同的"视觉分辨能力"。对视障生而言,复杂的线条、趋近的颜色、空间立体感不够、远近与大小标显不明将对其造成困扰。纵使说明后已经明了,但过些时日再让他看时,视障生的视觉反应又会回到原来的图像知觉	① 树丛中找松鼠 ② 镜片反射法 ③ 花园寻物 ④ 地图指测法	在视障生的学习与课程内容之中,常常需要接触到图像与物像,但可能因为视觉分辨的能力与知觉较差,使得学习成就与学习效果较差。因此,教师对于复杂的图文物像,可以使用"背景去除法""色块去除法"辅以口语述说,加上"手指搜寻法"及"特征寻找法"来帮助视障学生	
遮蔽辨识能力	能将已遮蔽的内容或图形辨别出来	① 遮蔽法:将图片遮蔽一部分,让受试者辨别此图形为何物 ② 拼图法:将未完成的拼图,让受试者辨别缺了哪些部分或让其完成	对于图形辨识有障碍的视障学生,教师可以让学生将图片的轮廓描绘出来或者提示学生图片或拼图的某些部分像什么供其联想	所使用的图片及内容需是视障学生已熟悉的

项目	说明	评估方法	教育上的建议	备注
视觉记忆	指能将图片上的内容，在指定时间内可以记住多少的能力	① 消失法：将图片上某物品完全遮蔽消失，让其指出图中消失的物品为何物。 ② 回想法：将图片中所记忆的物品一一回想。并说出刚刚所见过的物品 ③ 搜寻法：让受试者看某一个物品的图片，如椅子。再拿有各式各样的椅子的图片，供其辨认哪个椅子与第一张图片的椅子是一样的	教师在使用教材时必须视情况放大，如此可以帮助视觉优势较弱的学生	可以用排列、颜色、大小、数量、形状等图片来测试
理解操作能力	观察是否以视觉/社会性来操作物品及以何种逻辑思考来将图片做有意义的说明及排列	① 操作法：利用身边可以得到的物品来测试，如钥匙会不会插入钥匙孔、电话会不会拨等 ② 图片法：给一张没有文字的图画，让其看图说故事，或者将四格（可根据学生能力，不一定是四格，也可以是九格或更多格）图画分开供其重新排列	教师在课堂可以使用情境教学让视障学生了解实际上是如何操作的，多给一些情境故事可以帮助学生在理解及创造思考上有所进步	

第二章　功能性视觉训练与教学计划

　　功能性视觉评估是教师和家长了解视障学生在日常生活中实际使用视力情况的基础，是制订适合学生的个别化教育计划的前提，个别化教育计划要符合其能力及学习特性，并针对学生能力不足的地方加以补强。有合适的个别化教育计划，才能在执行时达到预定的教学目标，达到教育目的。当学生未做功能性视觉评估，或选择不合适的评估方式或教学方法，学生就会产生学习困难、成绩不佳、学习意愿低落等问题。同时老师也会觉得没有成就感，因而产生倦怠感。双方疲惫的结果，使得教学无法进行，也无教学效果可言。

　　功能性视觉评估帮助家长和老师了解学生必须在多大距离范围才能看清楚物体、是否需要辅助器材、视野的范围是多少、是否有视野窄小的问题……这些资料可以帮助家长和老师选择学习材料与教学方法，进而提升学生视觉效能与学习成效，以达到：

　　（1）充分发展儿童在体格、心智和社交方面的潜能。

　　（2）鼓励儿童养成独立、自力更生和适应社会的能力。

　　（3）培养儿童解决日常生活遇到问题的技巧和自理技能，使他们具备良好的适应能力和自立能力。

一、视觉功能训练目标

（一）视觉的基本能力

增加其视觉敏锐度、中心与周边视野的扫描能力及色觉辨识能力。

（二）视知觉能力

能在短时间内确认视觉刺激（字或心理形成视觉形象），以协助确认事物。

（三）室内的视觉功能

增加在室内行走与活动的能力，远距离与近距离情境下的工作或活动的能力，以增进室内的视觉功能。

（四）室外的视觉功能

培养对来往车辆之追视能力及距离与速度的共感度、行进道路知觉（以避开障碍物）、深度知觉、交通标志等能力，以增进室外的视觉功能。

二、视觉功能训练方法

（一）远视力测试

1. 表测法：将视障学生安置在指定距离的座位上，分别遮盖左右眼并说出远视力表上的文字或符号。为了避免测试时的提示性，测试人员应避免用手或物品指向远视力表上具体的文字或符号，而是让视障学生按顺序读出指定一行的文字或符号。

2. 实物法：在指定距离出示视障学生日常生活中的实物，并观察视障学生是否可以感知物体的存在、概括出物体的形象，或者确切地说出物品的名称，又或者说出物品的形态。

（二）近视力测试

1. 表测法：测试人员手持近视力表于视障学生双眼正前方 40 cm 处，要求视障学生依次说出行上相应的文字或符号。

2. 实物指测法：测试人员于视障学生双眼的正前方 40 cm 处伸出手指，请学生说出手指的数量。如果说不清，可以晃动手指，再请学生重新辨认手指数量；如果学生可以辨清，测试人员可以退后一些距离，再重复上述方法进行测试。

（三）追踪能力测试

1. 光照瞳孔反应法：测试人员手持笔型手电筒，由左右边侧依次慢慢移到视障学生鼻中央 30 ~ 40 cm 处，若视障学生瞳孔无反应或反应不佳，则徐徐向前至 10 cm 处照射。

2. 两眼集中注视法：测试人员手持物品或玩偶放置于视障学生正面中央 25 ~ 30 cm 处，要求视障学生集中注视后，再将物品或玩偶沿着双眼的正前方靠近到视障学生 10 ~ 12 cm 处继续进行测试。

3. 远近调视法：测试人员分别在视障学生双眼的正前方 40 cm 及 20 cm 的距离各放置一物，请他指认并比较两个物体的远近。

4. 实物追踪法：测试人员将笔灯或视障学生感兴趣的小玩偶置于视障学生双眼正前方 20 cm 处，再以平缓速度水平移动，观察视障学生追踪实物的状况。

（四）视野障碍测试

1. 悬垂吊物法：测试人员可用一条鱼线绑住一物品，悬挂于视障学生双眼正前方约 10 cm 处，以米字型从各个方位呈现，要求视障学生头不转动，观察学生第一次注意到物品出现的位置，从而判断视障学生所看到范围的大小。

2. 暗房闪光法：测试人员在黑暗的房室内，要求视障学生凝视作为中心目标的暖光手电筒，同时在不同方位以星光手电筒闪示红灯，进而观察其注意力与反应力。

3. 方位测试法：测试人员在视障学生双眼正前方的不同方位上，依次置放一样或两样色彩鲜明或反光的玩具，观察受测者的凝视反应或抓取、辨认的反应。

4. 俯仰观测法：首先让视障学生背部朝上趴在黑色或深色不反光的床单上，测试人员在其左右两边不同方位放置玩具，观察视障学生的注意力与察觉力。然后让视障学生平躺仰视，并分别在其左右视野范围内放置玩具重复上述测试。

（五）视野偏好测验

方位选择法：测试人员在不同的方位上将两个完全相同的玩具物品，放置于距离视障学生 45 cm 的眼前，并观察视障学生的凝视反应，即观察视障学生会先取哪个方向上的物品，从而判断其视野偏好。

（六）扫描寻找测试

测试人员将 3 ~ 5 件物品间隔式放置在桌面上，让视障学生观察或寻找不同位置上的物品。或者在一块带磁性的白板上吸住几件动物玩具、食物或文字符号的磁块，请视障学生一一说出名称或指认出来。

（七）辨色异常测试

1. 色盲测试法：测试人员可使用眼科医院所使用的"色盲测试图"，参考所附的测验指南，对视障学生进行测试。

2. 实物检测法：测试人员可将不同颜色的物品放置于视障学生面前，要求依照下列方法来进行操作，从而初步对视障学生色彩的感知与反应进行测试。

（1）选择或指出测试人员指定的颜色和物品。

（2）说出测试人员拿取的物品的颜色。

（3）选出颜色相同的物品，并比较深浅或分类。

（4）将物品按照颜色的深浅顺序进行排列。

（5）将大小和形状不同的物品按照颜色进行比较或分类。

（八）感知与注意测试

1. 光线注意法：请视障学生坐在地板或椅子上，在其前方 50 cm 或更远的地方放置一些学生熟悉的玩具，并在玩具的中间摆放亮着的笔灯，进而观察视障学生的凝视反应或是否注意。

2. 照片感知法：测试人员将一些玩具堆放在视障学生中心视野范围内，并在其中放置爷爷奶奶和父亲母亲的照片，进而观察视障学生的凝视反应和感知注意的能力。

3. 光亮吸引法：测试人员根据视障学生视觉功能和身心发展的特征，使用具有光亮闪烁的物品或图片，来引发视障学生的感知注意。重点观察视障学生在图片内容上的注视，或对物品不同部位的感知与注意。同时，测试人员还要注意观察视障学生是注意了色彩、形状，还是注意了物品的图像。

（九）辨别能力测试

1. 积木选择法：请视障学生在一堆几何形状的积木中，指认出测试人员所要的颜色、大小及形状。

2. 图片指认法：请视障学生在一张或一堆照片、图片及扑克牌中，指认出测试人员所要的图片。

3. 比较分类法：测试人员出示一些照片，请视障学生对这些照片进行分类或比较异同。

4. 拼图操作法：测试人员先拼摆出一个图形，再要求视障学生摆出图样和形状相同的图形，进而观察其感知的过程与协调能力。

（十）遮蔽辨识测试

1. 部分拼图法：测试人员将少了几片的拼图呈现给视障学生，请其指认或说明拼图所少的内容。

2. 遮蔽感知法：测试人员以手帕遮住大玩偶的一部分脸，请视障学生确认大玩偶的名称。

3. 图片遮蔽法：测试人员以手或尺子部分遮掩照片或图片，请视障学生确认图中被隐藏的物品。

4. 拼图完成法：测试人员给视障学生呈现还有几张没有拼完的拼图，请其接着完成。

（十一）视觉记忆测试

1. 消失确认法：测试人员在短时间内呈现两种及以上的物品或图片，然后全部遮掩，再露出一小部分，请视障学生说出消失的部分，或在旁边堆放的物品与图片中挑出消失的部分。

2. 遮蔽回想法：测试人员在短时间内呈现两种及以上的物品或图片，然后全部遮掩，并请视障学生一一回想遮掩的内容。本测验可用排列次序、颜色、大小、形状及数量等作为回想的测验项目。

（十二）背景辨识能力测试

1. 背景寻物法：测试人员把一张背景多样的图片呈现给视障学生，请其指认或找出其中所隐藏的数字、符号或器物。

2. 部首感知法：测试人员给视障学生一个复杂的字或词语，要求在这个字或词语中找出有几个相同的部件，例如："器"字中有几个"口"？

（十三）远近知觉测试

积木置放法：测试人员将两个相同的长方体积木前后分开，并置于桌子的一端，并请另一端的视障学生指出远近。

（十四）视觉优势能力测试

单筒望远法：测试人员在视障学生毫无准备的情况下，要求其拿出单筒望远镜，观察一棵较远树上的动物。在这样的情况下，视障学生会下意识地将单筒望远镜放置于视觉功能比较好的那只眼睛上。

（十五）理解与操作能力测试

1. 玩具操作法：测试人员给视障学生一个玩具电话，观察他是否懂得拨号及使用的方法。理解能力测验的主要目的，在于观察视障学生是否会正确地使用物品。

2 图片顺序法：测试人员给视障学生一组图片，请其按照自己的逻辑，对照片进行排序，从而观察视障学生对图片的理解。

（十六）手眼协调测试

1. 容器置放法：测试人员要求视障学生将物品一一放入开口较小的容器中，观察视障学生手眼协调的能力。

2. 传球接物法：测试人员请视障学生分别在不同的距离抛、传、接、抱皮球或沙包等物品，进而观察视障学生手眼协调的能力与技巧。

三、训练室

（一）训练室的安排以方便使用设备与易于得到各种物品为关键。

（二）面积要够大，不得小于 3.0 米 × 4.5 米，否则过多设备、教材、辅具都没地方放，连人也没有立足之地。

（三）要有高于头顶的照明设备，如果是可以调节亮度的灯会更好。

（四）训练者使用的工作台需是一张高度适中的桌子，大概和一般的桌子一样高。

（五）每张桌子的尺寸要大到可以放阅读辅具和教材。桌子要靠近插座，以便使用其他照明器具时插电之用，但是桌子不要靠墙排列，以方便训练者在行间行走。

（六）椅子要有轮子，也要能调节高度。

（七）如果要用有线电视观察训练过程的话，要安排另一间教室操作。

（八）可设置单面镜让需要的人从另一处观察。

四、训练设备

教室要有的基本设备如下。

（一）可调节灯身的立灯，50 瓦、75 瓦、100 瓦的灯泡各一个。

（二）15 cm 的尺子。

（三）30 cm 的尺子。

（四）量尺。

（五）测量光亮程度的计量器。

（六）看书架。

（七）有夹子的书写板。

（八）穿针器。

（九）码表。

（十）扩视机。

五、训练材料

近距离训练的一个主要目的是在训练学生一些阅读时会用到的特定技巧。

比方说学生要学习快速阅读，还要学习用移动眼睛来代替移动头部或移动书本。

（一）阅读速度。

（二）扫描方法。

（三）视知觉技巧。

（四）用辅具来阅读的阅读材料。

六、训练准备

（一）学生历史：了解学生体检的状况，包含了解眼睛与身体各部位的健康状况、居家环境、父母职业、休闲活动、实际问题和需要、学生父母对训练的期待。

（二）检查资料：检阅眼科医生给学生检查的结果，包含眼睛灵敏度、视野大小、折射、其他特殊诊断、呈现弱视辅具、最初的训练计划。训练者最好和眼科医生讨论一下。

（三）查阅之前训练的记录。

（四）熟悉辅具用法：为学生复习一下之前训练教过的辅具用法，若有不对的地方，训练者须找出问题之所在。

（五）教材：检阅并搜集适用于该次训练的教材。

（六）学生：如果学生刚做完一连串的体检和诊断就立刻给他做训练，学生会很累，一定要让他休息好。

第三章　远距离训练

本章重点探讨远距离训练教学及训练重点，并介绍一些远距离训练常用的工具，最后也将提出一些简单的练习方法供大家参考。

一、发展与练习技巧

教育环境必须安静，而且视觉上简单明了，不论是自然或是人工的采光都要良好，墙壁上最好挂有几张色彩鲜明且比较大的图片，如此一来，学生就可以很轻易地看出来，而不需要使用望远镜。

很重要的一点是老师必须以有逻辑的顺序教学，如此一来，学生只要用很简单的方法，就能掌握复杂的技巧。学生应先练习把焦点放在教室内的目标；再练习把焦点放在教室内会移动的物体。如果学生曾被诊断要使用超过一种的视觉辅助器，那他应该使用最有用的辅助器，而老师也应该重新评估这名学生在各方面的能力。在使用辅具方面，如果学生表明他对某辅具熟悉，或以前曾使用过该种辅具，那教授技巧方面的课程就可以减少。

老师的教授方法和教具必须追求革新复杂。环境因素会影响复杂的程度，诸如质量、明暗度和光源所在，都会造成视觉上的复杂（视觉混乱）。学生对教室的熟悉度、环境的可预测性和所在环境的压力程度……老师要注意一些相关的改变。譬如说：实物物体距离学生多远，可看出物体的形状大小；在立视图方面的位置、角度，它的复杂程度（外形所涉及的问题范围）；它的材质和所反映出来的质量（彩度与亮度）；移动的物品所呈现的时间长短；物体和它周围物品的对比；学生对此物体的熟悉程度……老师要控制这些变项来教，伴随着不同难度，每一个环境因素和物体的变量都含有不同的复杂程度。例如：外形（规则、不规则）、位置（在眼前或比较高）、时间（长久、短暂），任何易变的复杂控制增加会影响整个工作的难度。有一个简单的例子，以控制多项变量的要求：集中注意在一张 30 cm 的黑色纸上，有一个圆形的附加物在学生眼前，墙是单调整齐的白色，距离学生 2 米远，以学生的角度看去是呈垂直面。熟悉的教室里有最理想的采光条件，一旦学生能逐渐控制环境增加的复杂程度和易变物体，他们就能有效地比较，例如阅读终点站站名或在都市中看到正驶来的公交车号码……

在技巧发展（skill-develop）期间，老师应记录学生进步情形，应注意时间和课程的长度；学生技巧能力、程度；教学场地外在的采光和物体是否放在适当的距离，和所放的环境是否得当。课程应包含在现实中的问题解决，学生有可能在未来的日子里所遇到的处境。练习应帮助学生适应种种日常问题，并有效处理更多问题。

此外应观察学生在何时，且为什么会用望远镜。老师应询问学生，当学生使用此辅具时，他们都看见了些什么？在每堂课开始前，学生应确认此辅具是否清晰，老师应确保此辅具在良好的状态，而学生也应视此一举动为日常生活中每天所必备的工作之一。

当学生开始熟练基本的集中注意力时，他（她）应该开始把辅具带回家，在上课和在家之间，老师应要求学生把此辅具应用在教育和娱乐活动中。除了这项作业外，应请学生列举出使用此辅具的技巧，并将使用时间的长短将注于表中。这有助于刺激学生去思考、发现此类辅具的新用法。

二、视觉障碍辅具——望远镜

望远镜是运用透镜或反射镜及其他光学器件观测遥远物体的一种光学仪器。通过透镜的光线折射或被凹镜反射的光束进入小孔会聚成像，再经过一个放大目镜使观察者看见远方的事物。

一般来说，望远镜可以增加聚光能力，使影像更明亮；可以增加分辨率，使影像更清晰；可以将影像放大。因有以上的特性，所以被广泛地运用在日常生活视觉增能的环节中。对于视觉障碍者而言，望远镜可以改善远距离的视力明视域，其利用视角放大的原理，使观看者可以不用改变距离也可以看清楚远方的东西。例如，可以用来看清楚远方的路标、灯号、告示牌、公交车号码以及上课看黑板、观赏舞台的活动或表演等，如果在物镜的前方加上阅读帽，可以运用在中近距离的阅读上。经过视障辅具评估后，可以使学生适配合宜的望远镜辅具，视障教师也应该懂得如何训练视觉障碍学生使用望远镜来扩展生活距离。望远镜的种类有双眼望远镜，可以增加低视力学生的立体感，但是重量较重；单眼望远镜则较为轻便好携带。望远镜较新的设计是运用棱镜，可以让使用者有更大的视野，而外观通常都有橡胶、塑料或各种皮革材质包覆在望远镜外表，主要功能在于好拿与防滑等。此外，橡胶也能增加一些外力冲击的抵抗能力。

望远镜的表示法一般都会标注在望远镜镜身上。倍率越低，视场就越大，观看的范围就越宽广。举例来说：6×30，7.5 度，表示放大倍率为 6 倍，物镜直径为 30 mm，最大的视野是 7.5 度。一个 7.5 度的望远镜可看见 120 米宽和 914 米远的物体（如果观察者的瞳孔可以看到这样的视野范围）。

影像的明亮度取决于接目镜，简言之，望远镜明亮度 =（物镜口径 ÷ 倍率）^{2}，这代表物镜越大，倍率越低，越能获得较佳的影像亮度。除了口径与倍率的关系外，望远镜镜片与棱镜的材质，镀膜涂装的质量与光学设计都会大大地影响实际亮度。譬如说一个规格 6×30 的望远镜，接目镜大小为 5 mm，如果一个视觉障碍的学生瞳孔是直径 5 mm 大小，那他就刚好可以接收到一个较鲜明的影像了，且他所使用的规格是 6×30 的望远镜，会比规格 6×18 的来得好，如果学生的瞳孔仅有 3 mm，那他使用任何一种望远镜接收到的都是一样的亮度。如果有不同程度的明亮度，可能是受学生瞳孔大小的影响，另外，有的学生有可能白天瞳孔大小是 2 mm，晚上则 5 mm。也就是说规格 6×15 的望远镜在白天即可，可是晚上却需要 6×30 的规格。因此，很重要的一点是必须要经由视障辅具评估，才能确定学生应该使用哪一种望远镜。

我们可以测量瞳孔在明室与暗室的大小来换算望远镜的镜片大小。譬如说瞳孔的直径是 5 mm，所使用的是规格 6×30 的望远镜。如果瞳孔大小是 2.5 mm 的学生，就使用规格 8×20（20/8）的单眼望远镜，而规格 8×50 是给 6.25 mm

瞳孔大小的学生使用的，以此类推。上述参数会影响明亮度，但使用双眼望远镜，双眼的瞳孔距离也会影响望远镜的清晰度。然而多数的望远镜可以清晰地看见 0.7 ～ 4 米远的物体，如果想再在近距离使用望远镜来看，加一个阅读帽是很有必要的。

视障教师必须注意，当眼睛离望远镜越近，视野就越大。在训练的过程中，屈折异常（近视、远视或散光），特别是散光一定要用眼镜或隐形眼镜先矫正好视力，才可以借由望远镜提高视觉质量，因为配戴眼镜所产生的顶点距离，使眼睛距离接目镜稍远，会轻微地影响可见的范围，因此一般有高度屈折异常的学生通常会选择使用隐形眼镜矫正度数。

如果望远镜高速或剧烈晃动，会严重使影像失真，很难对焦。例如，在跳跃运动时，倍数越高的望远镜震颤越严重。这现象通常会出现在刚开始使用的时候，特别是学生在初期适应望远镜时。

望远镜对于改善视觉障碍学生远方视力的明视域有很好的效果。但是学生在辅具评估之前需要做屈光矫正，在评估的时候应该注意明暗时学生瞳孔大小是否存在不一样，了解学生想要看清楚的距离与物体的大小，并在初期教导时调教使用的姿势。避免剧烈的晃动或是在震荡的环境中使用，这样就可以降低学生使用望远镜的不舒适感，并增强其独立行动的能力。

三、视觉功能评估

扫描环境里一个没有标志的物体，在没有协助的情况下，进行视觉功能评估这个方法是不适用的。此时学生将会使用一种扫描直线的器具，来协助本身快速、任意移动。当学生要在一面外表杂乱的墙壁上寻找一个特殊的物体时，学生将不会去发现墙与墙连接的部分，所以他们必须有一个基准点或是利用肌肉感觉来决定这之间的距离。再者，假如在一个没有环境标示点的开放区域里扫描，学生的运动知觉反应会告诉他们在距离多远的地方，他们应该要转头或转动身体。学生通常会转动他们的头部，因为头部转动会比身体来得快速。不过还是会有一些学生，在察觉距上面是有困难的，所以我们应该告知他们实际的距离太远还是不够远的。现在有另一项有帮助性的系统搜寻模型，其借由望远镜进行扫描事物时，能以言语表达来说明他们察觉到了一些什么东西。指导者应该替学生决定，如学生要经过一条沟的时候应该如何去察觉。假如学生没有反应，指导者必须设计一些活动来让学生注意这个问题。

四、整合技能

学生能使用一个整合的策略，像是描图、追踪摄影和在指定范围内扫描到地标，他们也能使用这项技能到他们觉得生疏的区域，也可以计划路线以及前往充满商机的区域。这是教育阶段所要做的课题。例如：

（一）街道标志；

（二）交通信号（红绿灯）；

（三）商店标志；

（四）房屋以及建筑物的号码；

（五）其他。

使用单眼辅具的学生不能通过双眼线索来判断实际的距离。虽然通过望远镜来看时，距离看起来似乎比实际上来得更近一些，但学生还是能够借助双眼线索协助来判断、察觉。学生能够在短时间内适应物体距离的远近程度差异，借由望远镜做出正确的距离判断。

但是教师必须意识到一个隐藏的问题：使用者可能会因为戴上望远镜时的外形改变而有不适应甚或厌恶的情况产生。学生常常表达出对戴望远镜这件事的抗拒，因为外形的改变会造成他们在社交时的困扰，学生宁可要一个普通的眼镜而不愿相信这样的一个科技产品，即使是已经使用了望远镜的学生也期待着厂家能提供外观上的改良。因此教师必须察觉到这个问题，并致力于建立学生的自尊心、改变他们的外在价值观，而且要制造出一个气氛——学生真的需要望远镜的协助来增强视觉线索的搜集方式，为目标的探寻、目标的凝视以及目标的追踪提供帮助。这个部分所讲的是视觉的探寻，也就是说，如何去寻找环境中想要的目标。举个例子来讲，假如我现在在打保龄球，但是距离太远，远到我无法看到球瓶。这个时候，我可以将视线移到球道的沟，沿着沟的直线往后找，一定可以知道球瓶位于哪里。也就是说，有些东西就算我们看不清楚，但是通过物理环境的简单推论，我们还是可以找到标的物的。这种能力的训练，其实在日常的教学活动中是可以进行的。例如：老师可以在黑板上用白色粉笔写字，让学生去认。如果学生无法找到目标，可以借由手指指示的方向，渐渐修正偏差。如果学生表现好，便可以考虑提高文字与背景的对比，使难度加大。老师也可以在黑板上写数字，但是在旁边画上一些直线、曲线甚至是几何图形，然后让学生从各种线条中抽离出必要元素进行判断，训练分辨的能力。最后，不再用视线与目标正交的方式，而是把所要提供的线索写在平面上（例如地板），然后用间隔把一个个字区隔开来，要学生指出。通过这些方法，相信学生在视觉探询的能力上一定大有精进。要记得把握的原则是：辅助的东西是依学生学习的状况移除或增加。

在谈完以上理论部分，以下将提出一些练习的方法。

（一）使学生熟悉他们在使用望远镜之前所要看的东西，可借由看较低倍率的望远镜，或把目标物向学生挪近，或直接描述要呈现的物品（例如：当你通过望远镜观看时，你会看见我的脸的一部分）。

（二）不能一直让学生保持对望远镜的焦距。

（三）如果有需要，可以利用一些小技巧。

五、练习的方法

练习一：这个练习的目的要能平稳和安全地握住辅具（望远镜）。

教师首先坐在学生要坐的位置上，把辅具的焦点对在视力表上或摆在能够对照的目标物上，和座位的距离为 2.6 米。然后学生坐在椅子上，将辅具用带子系在手腕或脖子上。当要从视力表来读取时，学生要尝试用下面的两个技巧来使用辅具。

① 在确认要使用哪一只眼睛来看辅具之后，学生用食指和拇指圈住眼睛和望远镜的空隙以稳住辅具，并且阻挡周围的灯光。

② 把头定位后，用另外一只手扶住辅具末端的边框保持平稳。

学生应该再练习用手肘倚靠在桌子上来支撑辅具（如果桌子太低，可以叠几本书让双肘比较舒服），或是把盒子摆在双腿上，让双肘撑住盒子。

接下来要练习在距离 2.6 ～ 3.3 米的位置用辅助仪器来看视力表。在站立拿辅具时有两个技巧要练习：

① 用一只手或是双手握着辅具，并且以上臂抵住身体。

② 用一只手拿住辅具，接下来用另一只手的手掌支撑拿着辅具的手肘。起初，学生可能较喜欢倚靠在稳固的平面（例如桌子或墙壁）以避免失去平衡。

学生和教师应该讨论在使用每一个技巧的正确性与舒适程度，来决定哪一种方式最有效。此外，学生应该要精熟一个以上的技巧，因为方法的选择是依环境、目标物的大小以及距离学生的远近来决定。

练习二：目的在于尽可能地把辅具靠近双眼。

教师在学生座椅的正前方 2.6 ~ 3.3 米的地方放置数字线（在白板上画出一条直线，以 1 cm 为间隔，标上连续的数字如 3、4、5、6）。教师先在座椅上把辅具聚焦在前方的数字，接下来换学生在座位上，把辅具拿在距离眼睛 13.3 cm 的地方，在不移动辅具之下读出前方的数字。接着，把辅具的位置移近 6.6 cm，重复一次动作，最后尽可能地移近眼睛。借着不同距离的视野改变，学生可以察觉哪一个位置看起来最清楚。如果有需要，可以把前方的目标物换成教师的脸孔。

练习三：目的在于让学生在没有教师的口头提示之下，可以自己调整辅具并发展投射的概念。

学生用单只眼睛通过一个口径 16.6 cm 的纸管中看到教师的脸（教师的脸必须被充分照明而且靠近纸管的末端），学生来描述教师在微笑或是皱眉头。如果学生无法判断，教师这时可以改用卡片让学生通过纸管来判断卡片的颜色或是几何图形，然后跟着卡片缓慢地水平移动。当学生成功后，教师可开始缩小纸管的口径，直到缩小为只剩 6.6 cm 时，可以开始使用辅具。如果学生一直有困难，那么教师应该建议学生回到弱视治疗所寻求进一步的协助。

练习四：目的在于让有盲点的学生使用辅具结合不同中心的视野。

让学生面对教师坐在距离 2 ~ 2.6 米的位置，并且用辅具直接注视教师的面孔，固定之后就不要改变双手或是眼睛的位置。接着由教师一边校正双手的平稳性与眼睛的位置，一边口头指导如何操作辅具以及如何让眼睛和教师脸孔成一直线，之后，由学生练习正确的方法。

练习五：固定（fixation）。

在位置的定位（localization）技巧建立后，接下来要进入定向的技巧。定向技巧让学生通过定位的技巧来判断物体的位置。

集中焦点的教导

辅具（望远镜）的焦点由目镜和物镜来决定。观看一个邻近的物体时，在两个透镜之间的距离肯定会增加。一开始，教师对一个目标调整好焦距（距离 2 ~ 2.6 米），让学生看到清楚的影像，接下来在相同的距离，任意改变焦距，把辅具交给学生，让学生调回到清楚的影像，完成后，再让学生自己改变焦距，再一次调回正确的焦距。

在练习过程中，教师每一次都要检核学生的聚焦能力，如果学生始终操作不正确而且已经戴了经医师配制的眼镜时，有可能是学生的眼镜有折射的错误，应该再去做一次诊断。要是学生没有戴眼镜而且看不清影像，可能是视力的问题或者本身对图形的概念不了解。

继续练习。教师站在不同的距离要求学生使用辅具来看清楚教师的五官，在此过程中教师随时协助学生。经常有一些先天弱视的学生不了解所谓"清楚"的概念，教师可以借由调整收音机到清晰的声音、滑动幻灯机直到看到清楚的影像来建立学生的概念。在了解这些类比之后，教师可以开始协助学生使用辅具了。要是学生无法一边调整焦距一边拿住辅具，教师可以帮忙。

当学生没办法学会对准焦点时，可以转介给诊疗所来调查出他们的视力范围，制作一个在特定距离有固定焦距的辅具，让低功能的学生在固定的工作内容中来使用。

练习六：当有两个大的目标时，一个距离2.6米远，另一个距离5米远，学生利用辅具先描述近的目标物，再缓慢移动辅具，读出较远的目标物，最后再把焦点移回近的目标物。

（1）指认、辨识的能力

指认、辨识是能先固定注视局部范围的结果，这关系到学生在没有帮助下发现目标物的能力；或是使用望远镜，通过望远镜聚焦在目标物上。

（2）刚开始训练的时候

让学生面对墙坐着，距离 2 ~ 2.6 米的墙上有个目标物，目标是够大的数字、字母、单字之类，然后让学生形容出他看到了什么，当学生指认辨识的技巧逐渐进步的时候，目标物的尺寸可以调整变小，而学生和目标的距离可以加长，学生可以从坐着改为站着。这个训练过程应不断重复。

（3）学生也应该在环境中练习指认、辨识出目标物

如果学生从望远镜中不能把字或是标志看得够清楚，他就要从形象和意涵的线索去猜测这个字，例如：在马路或街道看到红色的圆形标志，很有可能是停止标志。

（4）练习之后

学生等公交车时知道他要坐的那班车的终点站是所有公交站名中唯一有两个字的，那么他就会知道他要等的那班车的站牌上的终点站是两个字的。另外，学生使用的辅具是可以调整的，可使用较大的倍数或是视野较大的镜头。

指导者必须确定学生使用辅具时，举起辅具在眼睛前瞄准目标的动作是轻柔流畅的。有的学生对常常改变头和眼睛的位置及做出瞄准的动作有困难，指导者可以试着使用会发出声音的目标，例如收音机或节拍器。如果经过这些程序都没有成效的话，指导者可以接触一些低视力的场所，去看一些比较大的目标，例如旷野。

学生使用一种辅具——双眼望远镜时可以使用下列的方法：

① 通过矫治过的镜片找到目标的位置。

② 将目标物放置在他们视野的中心。

③ 使用辅具时，低下头。

④ 在移动头的时候看目标。

假如学生已经把目标放置在中心但是仍然有问题，指导者应该检查辅具是不是使用了正确的镜片，当学生注视的物体在 6 米以上时，物体影像必须在学生的瞳孔之上。

指导者帮助学生发展固定注视的技巧有下列的方法：

① 确定注视局部范围的技巧是精熟的。

② 教导学生正确使用望远镜聚焦。

③教导学生调整焦距的范围。

④教导先天损失视觉的学生，了解模糊形象和清楚形象的概念。

⑤利用桌子、架子等，保持学生视觉系统的稳定。

⑥需要时，改使用适合较大视野的望远镜。

⑦控制目标的大小还有其他的变因。

⑧教导学生使用望远镜指认、辨识。

练习七：这个练习的目标是让学生在不用协助的情况下找出目标物的位置，在不必改变头部和眼睛的位置的情况下举起望远镜，保持在双眼和物体之间，并且将影像聚焦调整到最清楚。

（1）在控制的环境下培养指认、辨识的技巧

在一个照明良好的房间里，至少要有一面空白的墙，墙壁的颜色是浅色的。测试者准备数张浅色的色纸，颜色必须和墙壁颜色明显区隔，用暗色的笔在色纸上写数字，色纸的大小必须够大，可以在2.5～3米的距离上不需要任何协助就可以被看到，数字的大小必须是通过望远镜才能看到的。然后将色纸贴在墙上和眼睛一样的高度，学生必须在没有帮助的情况下指认、辨识出色纸，猜色纸的颜色、读出数字，慢慢进步之后，数字的尺寸可以缩小，或改为写上单字，拉大学生和色纸之间的距离，或者调整不同的灯光照明，更进一步让学生读出数字钟或是钟面的刻度、球赛的记分牌、粉笔写的球赛比数等。

（2）在较少控制的环境中培养指认、辨识的技巧

在有阴影的户外环境进行，例如停车场、运动场。找一个环境中的物体，测试者用平常的方式描述这个物体，让学生在不必协助的情况下找出物体的位置。然后，学生将望远镜缓慢、平稳地举起，聚焦在物体上。如果需要的话，改变他的姿势。之后，读出或是描述他看到的东西。重复这个练习，指认、辨识的难度可以逐渐提高。

（3）针对使用望远镜时控制目光的技巧

在一个晴天到户外。户外的环境中充满各式各样的物体和符号，也处于不同的高度。学生使用望远镜指认和检视街道和商店的标志，并且使用下列方法：

①学生尝试各种不同的太阳眼镜镜片。阳光也许来自各种不同的方向，

如上方、外侧、前方等。最好的太阳眼镜镜片应该要能使目光达到最大的视觉效果。在换太阳眼镜镜片时，光线从暗到亮的过程，也许会让人闭起眼睛，等到眼睛适应光线的变化之后，学生就要描述出他们可以看到的东西。在练习一阵子之后，学生比较使用望远镜后的效果，描述出可以看到的东西，最后由指导者决定太阳眼镜镜片的选择。

② 学生可试着戴棒球帽或宽边帽，这样使眼睛和辅具能在阴影下远离阳光。

③ 学生可以尝试不同种类的遮阳方式，包含将一条合适的带子围绕在头部的后方和眼镜的边框连接。

第四章　近距离训练

本章的重点除了探讨近距离训练的教学及训练重点，还介绍了一些近距离训练常用的工具，最后提出一些简单的练习方法供大家参考。

一、阅读方面

（一）训练步骤

1. 阅读 20～24 号大小的字，如报纸标题。

2. 阅读 14～18 号大小的字。

3. 阅读 8～10 号大小的字，同时字体要清晰与对比明显。

4. 阅读 8～9 号大小的字。

5. 阅读 7～8 号大小的字，如杂志的文字。

6. 阅读 6～7 号大小的字，如报纸上的文字。

7. 阅读 4～5 号的字体，如字典、电话簿的文字。

（二）训练注意事项

1. 阅读材料应配合学生的理解力。

2. 训练过程由大字体至小字体。

3. 字符之间要有适当的间距。

4. 选择适当的字形。

5. 字符的颜色与背景颜色需明显对比。

二、写作方面

（一）训练步骤

1. 在写作纸上，教导学生找到自己想要写作的起点位置。

2. 将笔拿至视野内。

3. 固定笔尖的位置。

4. 眼睛注视笔尖附近。

5. 开始写作。

（二）训练注意事项

1. 学生在移动笔的过程中，笔尖维持在视野内。

2. 写作应由左至右，沿原来的那一行向右，再换到下一行写。

3. 手指头放在每一行的开头。

三、缝纫工作方面

训练步骤：

1. 手肘放在有扶手的椅子上，以固定焦距。

2. 使用较粗的针与有颜色的线。

3. 选择一条和线的颜色有强烈对比的毛巾，放在大腿上。

4. 在针头上嵌上一个软木塞，以便抓握。

5. 刚开始先缝大针，再渐渐减低每一针的大小。

四、训练的顺序

（一）训练的准备

1. 收集关于学生的资料。

2. 拟一个关于训练的大纲。

3. 训练周遭环境的准备。

4. 收集材料。

（二）最初的训练：讨论

1. 建立辅助器材的使用方法和优先使用顺序。

2. 常模的表现标准。

3. 辅助器材现行的使用方法。

4. 学生对视觉损失是否会影响视觉的使用有所认知。

5. 临床诊断的审查。

6. 提出说明。

（三）低视力辅具的呈现

1. 学生靠触觉和视觉来了解辅具。

2. 教导者描述辅具的使用方法、优点、限制和如何保养这些辅具。

（四）不使用辅具近距离视觉技能训练

1. 凝视、定向。

2. 反向的视觉（如必要的话）。

3. 定位。

4. 扫描。

5. 沿轨迹进行（追踪的视觉）。

（五）使用辅具近距离视觉技能训练

1. 焦距、辅具的视野广度。

2. 定位。

3. 扫描、偏离的视觉。

4. 追踪的视觉。

（六）辅具的特定呈现

1. 建立有使用和没使用辅具的基准线标准。

2. 分析要达成的目标。

3. 问题解决。

（1）决定问题；

（2）解决方法的选择。

（七）训练的限制

1. 学生达到要求的目标。

2. 学生达到一个标准，虽然尚未达成目标，但是可以经由自行练习进而达成目标。

3. 学生达到一个程度后，便无法进步了。

（八）后续

1. 学生依靠视觉或是听觉观察。

2. 教导者运用辅具所示范的技巧。

（1）技能是没有缺点的。

（2）技能是有缺点的。

（九）回到训练

1. 教导者可帮助范围的定位。

2. 学生视力或训练目标的改变或是使用新辅具。

如果有必要的话，重复上述的顺序。

五、训练前的准备

（一）收集资料

剩余视力的运用包含所有学生生活的情形；个性、智力、视力损失的类型、所受教育、职业、同伴关系、家庭和社会。需收集的基本资料如下：

① 视觉损失的类型：包括损失的类型和程度，以及目前是否患有其他疾病。

② 折射的错误：包括近视和远视，这点有助于调整辅具的类型。

③ 矫正方式：有可能需要佩戴一种或多种辅具。

④ 视觉损失的开始时间：如果视觉损失是最近才开始发生的，则此时，学生需要的心理辅导会比视力上的矫正来得重要。一般说来，视觉损失的时间越久，学生的心里就会准备好接受教育和复健。如果学生伴随着先天严重的视觉缺损，一般来说，在概念和知觉的学习上会有所延迟。

⑤ 一般健康情形：训练计划要注意到学生是否有其他生理上的疾病，如果有的话，必须做适当的调整。

⑥ 药物治疗：模糊的视力、不稳定的视力、畏光的视觉产生，通常是药物的副作用在学生身上产生的现象，会影响到学生使用视力。必要时可以查询资料找到药物可能会有的副作用。

⑦ 教育：一般来说，学生所受的教育和经验越多，学生本身越能建立明确的目标和沟通能力。

⑧ 职业：想要有一个职业或者是保留职业，可以使学生有一个明确的目标并且使这个目标成为一种动机的来源。

⑨ 休闲的能力：嗜好、社交和娱乐活动通常被视为高质量生活的指标。这些活动有时也可以引导学生有明确的目标，并且可以使学生有动机和可以享受这种放松的气氛。

⑩ 过早地使用近距离训练辅具：如果这个训练是成功的，则学生会表现出极大的动机和能力想要将视力增加至最大极限。如果过早的尝试是失败的，则指定辅具和设计适当的训练计划来提高成功的机会，是绝对必要的。

⑪ 训练技能的表现水平：有时学生使用视觉会受到环境因素的抑制，如不充分的照明等学生不能控制的因素。

⑫ 心理社会因素的考量：临床诊断的顾问、社工或心理学家对学生使用视力的动机是有刺激作用的。因为心理因素，学生可能会抑制他们视力的使用，但是借由上述人员可能会激发学生的动机。

⑬ 临床的诊断：临床的诊断往往有助于教导者界定学生的视力范围以及制订初步的标准。

（二）准备环境和收集资料

训练可以在多样化的环境中进行。有些人在医院的床边进行，有的人在家中、有的人在学校或者是利用办公场所的设施。不论在哪一种环境下进行训练，指导者必须控制的重要因素就是照明、舒适的位置和其他可以辅助视力的光学和非光学仪器，以及其他可以帮助完成训练的工具和一系列的进行步骤。

光线的控制可能需要眼镜、光线测量表、滤光纸、阅读灯、笔灯和扩视机，以及一些用来遮光的帘幕或罩子等，这些先前的照明准备是必须注意到的，并且在进行下一训练单元时要重新调整设备（见表4-1）。

表4-1 不同类型的问题和解决方式

种 类	问 题	解决方式
分区化	●眼神不定和头会转动 ●不能够看东西 ●无法看清楚东西（所看物体蒙眬） ●手持放大镜的距离，太远离眼睛	●移动目标到学生的视力范围内 ●固定学生的头或目标 ●设置独立视力区域 ●教学生移动眼睛、头或降低当前目标的移动速度 ●矫正瞳孔的距离 ●用空间改变目标大小 ●处理光线 ●与考试人员商议
焦点距离	移动头或目标太快	
扫描	●失去横线 ●从一行跳到另外一行 ●不能从左边的边缘到右边的边缘 ●眼睛和头不停移动 ●不能找到线（字跳来跳去） ●一行只能读一部分	教学生固定头和眼睛，看书时由左至右慢慢移动

续表

种 类	问 题	解决方式
双重影像	会看见两个影像	
辨别字母和单字	●相似的字母会搞混 ●字的头尾方向会搞错，相同开头和结尾的字会有"猜字"的情形 ●会漏掉拼音中间的字母 ●无法辨识版面太拥挤的字 ●会拼字但不会念它们	●提供大的印刷，字母和字之间的空间大一点 ●教学生基本阅读技巧 ●在发音前先要求学生拼出单字 ●字母认知练习 ●确认学生以往的阅读经验
阅读理解	●读得很慢 ●忘记读过的东西 ●看字幕而不是单字	●教学生在读过之后回忆所读过的东西 ●教学生一个段落读两次
视觉协助	●因帮助太多而感觉不舒服 ●不能调整焦点的距离 ●物体出现的速度太快	●与考试人员和社工人员商议
生理和心理的安置		●提供位置的支持 ●缩短训练的课程，要有课间时间，允许学生吃东西 ●教学生放松头、颈和肩膀 ●教学生移动头、眼睛，降低当前目标移动的速度
生理移动的限制和困难	●不能稳定地固定头 ●不能将头、身体和手放在正确位置	●考虑用不复杂的训练方式 ●训练过程中直接提供触觉线索（如：在教学生看右边时，碰学生的右边；在教学生看左边时，碰学生的左边）

第五章　视觉障碍者的训练

一、视觉障碍的表现

视觉障碍儿童并非完全看不见。不了解视觉障碍儿童的人，往往以为他们完全看不见，其实完全看不见的视觉障碍儿童只是少数而已，多数视障儿童仍然有一些视力。医院或学校大多采用万国式视力检查表（C图形表）或史乃伦视力检查表（E图形表）来检查儿童的视力，当儿童的视力在0.3或20/70或6/20以下时，就可以称为视觉障碍儿童了。优眼（两眼中视力较好的一眼）视力经过最佳矫正后在0.03以上但未达0.3者，称为弱视儿童。他们大多可以阅读大字体课本，尚可自由移动。不过有些弱视儿童虽然视力正常，但是视野在20度以内，正前方的视力可以看得很好，旁边的视力受影响，行动时必须特别注意旁边来车。优眼视力经矫正后未达0.03者称为全盲。部分全盲儿童仍可以在眼前数手指，或看清楚手的移动，或有残存的光觉或光源觉。全盲的儿童大多以点字为主要阅读工具。残存的视力对于他们的行动、生活都有很大的帮助。

了解视力敏度有助于对视障儿童的认识。视力敏度代表一个人看清眼前某一距离以外事物的视力程度，通常以视力检查表测量之。常用的视力检查表有C图形的被称为万国式视力检查表，有E图形的被称为史乃伦视力检查表。检查表由上而下、由大而小分若干行排列。最上一行只有一个C或E字，儿童站在设定的位置只能看清此行时，其视力为 0.1 或 6/60 或 20/200。0.1 是 6/60 或 20/200 的值。6/60 是以米作为测量单位。也就是说，健全人在 60 米 处可以看清楚的，他必须在表前 6 米才能看清楚，同样地，20/200 是以尺（1 米 =3 尺）为测量单位。也就是说，健全人在表前 200 尺处可以看清楚的，他 必须在 20 尺处才看得清楚，而 6 米约等于 20 尺，所以视力为 0.1 或 6/60 或 20/200 的视障儿童，其视力远不及健全儿童。一般而言，分数的分母代表健 全人可以看清楚的距离，分子则是视障儿童可以看清楚的距离。如果儿童在 设定的测量距离仍无法看清视力检查表上最大的 C 或 E 图形时，可以令儿童 前移，如果他在表前 1 米处才能看清楚，则其视力敏度可以视为 1/60。如果 还是看不清楚，可以试着让他数数手指，如果数得出来，则可以记为数手指 （FC），若仍无法数手指，则可以试着让他看看能否看到手的移动，如果可以， 则记为手动。最后，可以试着在暗室中打开电灯，如果他能察觉就表示他尚 有光觉，不然就是全盲了。

二、视觉障碍学生的外显特征与行为表现

（一）视觉障碍学生在学习上的限制

1. 全盲学生，对于一些事物的外部特征有学习上的困难。例如：

① 太大——房屋。

② 太小——蚂蚁。

③ 太脆——蜻蜓的翅膀。

④ 太高——参天大树。

⑤ 太远——星星。

⑥ 太复杂——物件内部。

⑦ 太封闭——手表内部构造。

⑧ 动态——飞跃。

⑨ 抽象——颜色、彩虹。

⑩ 危险——火、化学药品。

2. 弱视学生在视力运用上有以下的困难。

① 距离的估计。

② 物件的轮廓。

③ 关于相对物体速度的判断。

④ 细节的观察。

⑤ 整体与部分之间的把握。

（二）视障学生在行动上的困难

失去视觉可令人丧失行动的能力，对一位已失明一段时间的视障者来说，其行动仍然有许多的限制。列举出一般的问题与困难，以加深大家对视障人士行动能力的了解。

① 视障人士不易建构正确的心理地图。

② 对行动中方位的确定与把握不易。

③ 环境过度复杂，则适应不来。

④ 环境随意改变，无法预知。

⑤ 高悬之物，威胁头部安全。

⑥ 半开半闭之门，随时可能造成伤害。

⑦ 高低不平的道路，容易失足。

⑧ 突出之物，无法觉察。

⑨ 不适宜的协助，最为恐怖。

⑩ 方向不明的指示，令人无所适从。

（三）视障学生的学校生活及心理适应上的问题

一般人无心的一句话或一个动作，有可能烙印在视障人士的心中，形成一个永难抹去的阴影。你可曾注意下列这些举动吗？

① 健全人故意避开有关视觉的语词。

② 健全人提供不真实的环境线索和信息。

③ 引导人未能适时提示环境中有关危险的信息。

④ 交谈时，通过第三人传话，忘记视障人士是可以直接对话的。

⑤ 无心的口语伤害。

⑥ 当众揭示视障人士的弱点。

⑦ 故意为难视障人士。

⑧团体活动时，剥夺视障学生参与的机会。

⑨把视障学生当作特殊人物，经常有人展示视障学生的厚厚眼镜、大大的课本，对其指指点点。

⑩过度的同情与怜悯，增加视障人士的自卑。

⑪错误强调"轮回报应"，增加视障人士的心理负担。

三、平日相处原则与接触方法

（一）环境安排上的注意事项

①教室内座位安排以方便呈现教材及教具为原则。

②邻座的同学以安排热心服务、成绩优良的学生为最适当。

③每一位弱视学生需要的照明情形都不一样，应该注意个别差异。

④教室中的座椅及布置，不应经常变动，若有更动，宜事前告知视障学生。

⑤学校应准备一份模型地图，以供视障学生建立校园心理地图。

⑥对于可能造成危险的地方，宜事先加以防患，如水沟加盖、安全栏杆、楼梯扶手以及在接近危险处所之前，铺设警告地砖等。

⑦可能造成视障人士行动危险的建筑，在设计时就应予以考虑，如走廊两旁避免有凸柱、墙面不要装饰突起的石子、室内或室外不要有高低不平的地面、栏杆的设计若太低则易绊倒，若高及胸部，则易伤及上身或头部等。

⑧电梯的按钮要加装点字，同时也要装设楼层自动播报系统。

（二）教学上的注意事项

学校中有关学习活动的障碍，也是视障学生必须克服的一项问题，如果老师及同学能注意下列事项，对扫除视觉的障碍，有很大的裨益。

①教学活动中，要多用口头的陈述及说明，以帮助视障学生对信息的吸收。

②对整体性知识，要注意知识的连贯性，以便于知识的统整及学习。

③要多用具体的实物教学。

④不论何种知识，设法让视障学生有亲手操作机会。

⑤ 要使视障学生多利用其残余视力，此法不但可增进学习效果，同时也可提高其视觉效能。

⑥ 为使视障学生能看清老师的脸部表情，老师切勿站在窗户前或门口讲课。

⑦ 教学过程中，要允许视障学生依其需要，走向前来，看黑板上的字。

⑧ 体育、美术、劳作等课程，视障学生一样可以学习，不要剥夺他们的学习机会。

⑨ 鼓励视障学生使用光学辅视器材，提高观看的质量。

⑩ 注意对辅视器材的保养常识，切勿伤害光学镜片的镜面。

⑪ 每学期开学，向当地教育行政部门视障辅导教师登记领取点字或大字体课本。

⑫ 把视障学生当作一般学生看待，视障学生不需要特权，但需要随时给予排除障碍所必要的协助。

⑬ 成绩考查以标准参照方法评量学习结果，这样比较合理。

（三）行动上的注意事项

在学校中明眼同学引导视障学生是件平常的事，但在引导上需要注意下列事项。

① 带领视障学生，应随时告诉他，环境中可以帮助他定向的各种线索和信息。

② 不要推他、拖他、拉他，只要将你的手肘固定不动，让他能稳握你的手肘便可。

③ 尊重视障学生的交通先行权，让出好的路，使视障学生优先通行。

④ 鼓励明眼学生能主动协助视障学生克服困难，并爱惜视障学生的手杖或其他辅助工具。

⑤ 应指导明眼同学正确引导视障学生的技巧。

⑥ 带领视障学生上下楼梯，要直上直下，以免左右两脚跨距不同而跌倒。

⑦ 带领视障学生行走，在转弯时，宜以近乎直角的度数转弯，使视障学生容易辨别方向的改变。

⑧ 带视障学生至公共场所，不可抛下他孤零零地待立一处，以免恐惧。

（四）培养视障学生心理适应上的准备

虽然社会应尊重少数群体的需要，为他们安排一个无障碍的环境，但事实上，连明眼人在此社会中都有可能随时遇到障碍，对失去视力的人来说，在生活上、行动上、心理上及学习上遭遇障碍的机会必无法避免，因此视障学生在心理上的调适非常重要。下列心理适应上的准备，应在视障者心中建立起来。

①失明不是父母、医生或自己的错，这只是概率，不幸碰上而已。

②要尝试各种学习环境，然后决定自己最适宜的求学计划，及早做生涯规划。

③要有勇气向他人求助，以解决自己遭遇的困难。

④尊重别人也要尊重自己，不要把别人的协助认为是义务或应该。

⑤要勇于尝试明眼人所从事的各种活动，如游泳、做家务、看电影等休闲活动。

⑥要主动和老师及同学沟通，不要画地为牢或自以为是。

⑦每一个人的经验都是有限的，而有些事是必需依赖视觉才能得到的，不要固执己见。

（五）独走能力的训练

独立行走的能力是显示视障人士独立人格的重要指标，如果视障人士企求不做社会的包袱，那独立行动的能力是必须培养的。我们期盼学校中的视障学生，都能够具备下列的能力和观念。

①在熟悉的室内或建筑物内，可以安全有效地运用徒手法之独走技能。

②小学阶段的视障学生，必须学会指导明眼学生使用人导法来引导自己。

③白色的手杖是视障人士独立行动的象征，每一位视障学生都必须学会手杖技能。

④弱视学生虽然视力尚可，但视觉情况并非十分稳定，在交通条件并不理想的马路上，仍然十分危险，因此有再接受定向行动训练的必要。

⑤小学阶段的视障生，以发展正确的环境概念、敏锐的感觉能力、良好的身体姿态及步法为主，奠定独立行动能力的基础。

⑥ 初中阶级及以上的视障学生，以发展手杖技能为主，并据以扩展行动的空间，至少在自己的生活社区中，能独立行走。

⑦ 对于各种交通工具，要勇于去尝试及体会，以扩大自己的生活圈及增加生活经验。

四、功能性视觉训练注意事项

身心障碍儿童的类型繁多，障碍程度不一，成因十分复杂，每一类型的身心特质各不一样，特殊需要也各不相同。因此教师应该如何帮助他们，这很难找出共同的辅导原则或教学策略，以下列举数类辅导策略与方法，供普通班或特殊班教师参考。

（一）书写板书时应尽量清晰，去除不必要的背景文字，字体不可太小或潦草，书写时应同时读出书写的内容。

（二）教师不必处处护卫视障学生，以免造成他和同学之间的隔阂，或剥夺其学习机会。应让视障学生在学校培养独立、自主、负责的习惯，让他们也有机会为班级服务。

（三）安排热心或邻座同学为视障学生讲解上课情形、读书报，并协助他处理学校的琐事。

（四）学校领导与任课教师应主动关心视障生，了解他们的学习困难，并给予辅导或协助。

（五）教师对所有学生的课业要求应尽量一致，有些作业若视障生不便作答，可以用其他方式代替，但不可给予免交作业或报告及免于考试的优待。

（六）教师在课堂上可设计各种学习情境，让学生角色扮演，模拟看不到的情形，体会看不见的感受。

（七）教师应鼓励视障学生多参与学校活动及社团活动，使其认识更多的朋友，拓展生活领域。必要时可安排明眼同学相伴参加，以保安全。

（八）入学时，应安排同学引导视障学生熟悉学校环境及重要设施，并提示可能造成伤害之障碍物及危险地区。

（九）上、下课路上可安排邻近同学相伴同行，沿途说明交通状况，逐渐培养视障学生的定向行动能力。高年级视障生需加强手杖法及独走技能，以使能自行上下学。

（十）教师宜提醒视障学生随时保持仪容整洁，例如擦拭眼睛的分泌物、衣服污渍、鼻涕、流涎等，女生宜注意生理期的处理。

（十一）教师宜注意矫正视障学生的习惯动作，例如身体摇摆、摇头、挖眼、敲击等经常反复的行为。

（十二）鼓励明眼同学与视障生一起欣赏电影、电视、戏剧，并为视障生解说剧中的情节。

（十三）各市县（区）教育局视障辅导员应按时依照"辅导视障生时间表"，定时前往各校辅导每一位视障学生。

（十四）鼓励教师配合教学需要制作教具，制作时宜考虑视障学生的限制与需要，加以适当调整，如以口语讲解及触摸代替文字说明或图解。

（十五）自然课的实验、数学中的几何、语文中的文字学、笔画练习等抽象或空间概念课程，尽量让视障生实际操作练习，若有困难，应利用立体模型为其解说实验过程或实际情形。

（十六）视障学生用点字课本，教师用印刷课本，页数不一样，教师应先对照页数，以便配合。

（十七）教师常用方向指示词（如这边、那边），视障学生不易领会，宜改用肯定的方向指示词（如在你的右手边、在你的右边的第二个座位等），以利于视障学生辨识。教师指定视障学生回答问题时，应指出学生的姓名，上课中少用点头、摇头、手势等表达方式，多用口头指示或接触性肢体语言来代替，以免视障学生看不到而无法理解教师的指示。

（十八）视障学生的个体差异很大，教师应深入了解学生的性向能力，以免低估或高估学生能力。

（十九）教师宜按视障学生个别视力状况及采光需要，妥善安排学生座位。一般而言，以教室中间前几排为最佳选择。但有些学生有畏光现象，座位宜避开窗口强光的照射；而有些学生的座位需以辅助灯光增加照明度。

（二十）弱视学生到高年级后有很多学科缺乏大字体课本，教师宜指导学生使用放大镜，必要时可利用放大复印机制作大字体教材，以利于其学习。

（二十一）学校应购买弱视者扩视阅读机，鼓励弱视学生放大字体阅读，不可轻易放弃学习的机会，以免将来无法直接获取信息。对于进行性视觉障碍可能持续恶化致盲者，宜教导他点字与定向行动技能，协助他度过适应期。

（二十二）视障学生通常以"听觉"作为主要学习管道，因此教师授课时宜注意声调的变化，用标准普通话、生动而亲切的声音、清晰而正确的发音，不疾不徐的速度说话，以提高视障生的学习效果。

（二十三）视障学生在记笔记、翻阅点字书或大字体课本时，速度较慢，教师讲课时宜尽量顾及视障学生的速度。一般而言，视障学生学业成绩均非常优秀，如有课业落后现象，可安排成绩优秀同学当小老师，课后辅导视障学生课业。

（二十四）有些视障学生会伴随其他障碍，造成多重障碍，在学习上困难更大，宜多予考虑必要的辅导措施。

（二十五）听觉与触觉是视障学生最重要的学习管道，教师宜提醒视障学生远离噪声源，或以耳塞保护耳膜，勿戴耳机听收录机入睡，以免造成听障。视障学生的手指头（尤其是食指）要特别保护，避免受伤后影响点字的摸读。

五、训练的方法

（一）指认技能（identify skill）

训练项目一

活动目的：在良好的控制环境下来增进其指认技能。

活动内容：

① 在布置简单、不杂乱的环境下进行训练，整体的色系尽量以淡色系为主。老师用剪刀将色纸（跟墙面颜色有较强对比效果）剪出各种几何图形，这些图形必须大到学生距离3米的地方可以不用任何协助而看到。

② 在各个图形上写数字（数字和图形的颜色分明），这数字要写成学生需用放大镜才能看清楚的大小。

③ 把图形分别贴在墙上，老师指出图形，并让学生注视图形，无须任何辅具就能猜出形状和颜色，接着增加辅具，确认形状和颜色，并说出上面的数字。

④ 当视障学生渐渐培养出指认技能，老师可以慢慢缩小数字、变化成文字形式、增加距离等困难度。

⑤ 在训练期间，老师可以让练习活泼化，如可问时钟上的数字、计分板上的分数、黑板上的数字，等等。

训练项目二

活动目的：在较少控制的环境下来增进其指认技能。

活动内容：

① 在有较多样事物的环境下，如户外运动场、停车场。

② 老师大概描述其中的一件事物，学生不用协助便可指出，可用放大镜慢慢靠近并集中于此事物，改变位置，从不同角度看事物。

③ 事物的选择可以慢慢增加难度且当学生不熟悉这个环境时，这个活动必须重复练习。

训练项目三

活动目的：使用放大镜时可以控制刺眼的光线

活动内容：在户外有着丰富、位于不同高度的事物，视障学生可以运用放大镜来观察街道或商店的招牌，借由体验这些事物也让学生学习如何使用技巧去控制刺眼的阳光。

① 学生应尝试不同类型的太阳眼镜，最好是能阻挡来自上方、旁边的阳光。好的太阳眼镜可减少刺眼的光线。对于明暗适应缓慢的学生，可让他们闭上眼睛来换镜片。

② 当学生换上不同镜片后，分别描述他们眼中所看见的事物，然后让他选择出他认为最适合的镜片，比较两者的效果，根据学生描述的表现和老师的判断来决定出最适合的太阳眼镜。

③ 学生应要适应戴鸭舌帽或棒球帽，这也可以防止阳光强烈照射。

（二）统整的技能（Integrating skills）

学生可结合指认、追踪、追迹、搜寻、扫描等技巧去确定环境中特定的信息和环境里常出现的标志决定去向，他们也可以运用这些技巧去熟悉陌生的环境。

1. 指认

（1）街道标志

读交通信号标志需要结合之前所教的技巧，如果学生需要用辅具才能意识到交通信号标志，他们就应使用放大镜等辅具去确定他所站立的位置，可以利用路上较明显的目标物——交通信号杆来判读他所在的位置，交通信号杆可以帮助定位，以它为准，去判断其他的标志，如接着判别人行道、斑马线等。当视障学生看不到栏杆上的字时，就靠近一点观察确认，期间要时时注意所站位置四周的状况，确保安全。

如果学生在马路上很难判断出各种标志，老师须回到可控制的室内环境下（简单、淡色系为主），为学生呈现相关的图片，让学生去指认并熟悉标志。

（2）房子的门牌号码

在让学生看门牌号码时，学生须知一些门牌号码的相关常识，如：单号一边、双号一边，门牌号码会随着房屋的增多而增加，且并非所有号码都会用到。所以学生可先确定他现在位于哪个号码处，再找出下一间房子的门牌号码，从而判断出递增、递减方向。他可能需要走多远，才能到达他的目的地。

（3）不熟悉的地区

放大镜可以让视障学生熟悉陌生的环境，像是一房间、一家店、一栋楼、运动场等，学生在进门前，可以不用放大镜，就先浏览一下整体布置、大小和大家具或其他物品。如果觉得整体形式是很难确定的，便可带上放大镜沿着天花板的周围，也就是沿着整个空间的墙壁走，这可帮助他了解空间的形状。在走进房间前，学生可先仰望，目测头顶的高度，确定是否有突起物，避免危险。这样学生可以较自由地走动，以方便观察细部结构。学生也必须知道位于此地的电梯、紧急出口、洗手间、饮水机的位置。

（4）拥挤的地区

很多学生发现放大镜在拥挤的地方是很好用的。举例来说，在超市，利用放大镜可以观看挂在货架上的食物样式、种类；在电梯，利用放大镜可以看电梯所停的楼层数字。学生若持续走在商店、餐厅或其他公共场所是很容易感到有压力的，如果他靠在墙面或柱子上，有个依靠物来瞄准所看事物，就会较轻松。

2. 搜寻

搜寻是一种介于固定视觉和追踪的训练方式。就像是用一支笔沿着一条画好的线来画一样，搜寻就是让眼睛在一个固定的范围中追视一条固定的线。由于学生能够掌控自己追视的速度，因此这个训练的难度并不高。只要确定一条线，就可以让学生靠自己的能力将自己的视野与指定的线调成一直线，然后学生再慢慢地用目光沿着那条线走。有些学生的追视能力适应得很好，他们到最后甚至可以只是移动头部来追视一条线（就是不用手指那条线完成追视），这个时候指导者就要确定这些学生是否已经有足够的能力，只用移动头部就能完成追视，倘若能力不足，指导者应该教导他们用食指或大拇指来协助追视。

老师可以在黑板上画一条线（或写数字）来让学生练习追视，但是如果学生看不清老师所写的字时，老师则应该把字写得再大一点，粉笔与黑板的颜色对比也要更加强烈。如果学生对简单的线条（直线、横线等）已经能够追视得很好，那么老师可以使用一些几何图形来替代。在评估学生的搜寻方面，老师可以写数字，然后请学生使用搜寻的技巧将老师所写的字大声地念出。在黑板、布告栏方面，老师应当时常更换数字（数字的采用可以参考街道上能常发现到的），然后要把字体与底面颜色的对比逐渐降低。老师也必须观察学生在追视时，手指移动的速度以及追视的精准性。等到学生对追视直线的技巧十分精熟之后，老师可以增加难度，让学生追视离他比较远的事物。此外，学生在其他时候也可以利用黑板边框、门的边框或教室角落的连线来进行追视的练习。如果学生对头部移动的追视感到困难，可以用手指摸立体触感的符号。

下面罗列的练习是让学生追视位于自己面前的直线。

① 老师在黑板或纸上画一条直线，然后在这条线上约 15 cm 的地方随机写上一个数字，要注意的是这个数字不能写得太大。学生的目光盯在线或是数字上，然后用头部移动的方式来追视，念出数字。老师必须注意学生头部移动的速度，以及学生念数字的准确度。当这项练习精熟之后，再继续练习垂直的线，然后是一条水平的线。

② 老师在黑板或纸上画许多大几何图形。学生追视每一个图形，并且为那个图形命名，或为它画上颜色。老师要观察学生移动的顺畅度及精准度。

③ 老师任意画出图形（用不同颜色的笔），在线旁标上数字后，老师要求学生找到数字 7，并且说出数字旁边的线条颜色。如果学生最后已经非常熟练、精准，老师可以画一条或更多条曲线让学生练习。

下面这个练习的目的是希望学生能够追视离他有一段距离的物件。

在一个色调对比强烈的地方，老师在地上设计一条离学生有段距离的直线（即通道），通道旁边可以放些数字卡、字母卡或单字卡。学生就离他最近的通道（线）开始追视，念出离他最近的卡片上面的字。老师要注意学生的精准度，以及追视的速度。如果学生已经精熟了较简单的部分，那么老师必须增加这个练习的复杂度。

3. 追踪

追踪是指在环境中对移动物的追视，其难度高于搜寻，因为学生无法控制目标物的速度。要很精准地追踪，学生移动的速度必须跟目标物移动的速度一样。

视觉有障碍的人可能会觉得这个训练比较困难，因为他们之前已经懂得运用快速扫描事物的方式，因此他们在学习如何有系统地移动眼睛这方面，也许会有定向行动的问题。放大镜的使用限制他们必须移动他们的头，这是常用来解决定向行动问题的一个方法。

当学生在学习追踪时，老师应选择学生裸视就能看得见的物品，而练习过程也必须依循以下的顺序。

① 垂直并水平移动学生面前的物品。

② 垂直并上下移动学生面前的物品。

③ 将物品水平置于学生面前，移动方式是逐渐远离学生。

④ 移动物品，以对角线的方式远离学生。

⑤ 移动物品，以对角线的方式靠近学生。

⑥ 移动物品，从学生的方向平行靠近。

⑦ 将物品以曲线方式移动。

在整个练习追踪的过程中，老师应该控制好环境、可变物。学生应该从追踪老师身上的某个特征开始，老师则面对学生站好，并且在手掌中拿好字卡，学生先从老师手上的字卡开始追踪，然后老师开始移动自己的手掌让学生练习追踪。

以下几点是老师可以帮学生发展他们追踪技巧的方法：

① 确定学生的视觉能力可以不使用放大镜追踪一个大物件。

② 训练学生在使用放大镜时，要移动头部来看东西，而不是用眼睛的移动。

③ 教学生移动脖子、头来进行追踪。

④ 从最简单的练习开始。

⑤ 训练学生在没有放大镜可以使用时，亦能移动头、脖子来帮助自己看见。

⑥ 在对学生进行追踪练习前，先和学生一起进行练习。

（三）训练的指导与原则

训练与指导对于使用辅具的服务，尤其在低视力方面的服务是最具挑战性的，成功的方案包括专业的合作、应变性。方案中包含着指导与训练。指导指的是浏览资料并找出关键点所在，为视觉障碍的学生建立目标与设置可达到目标的活动；训练是方案的执行，一旦一个特殊的方法被视为达到特定目标的必要手段，那么将要求对此方法的执行应达到专业精准。

1. 基本概念

① 指导者本身必须对辅具很熟悉。

② 指导者必须了解使用辅具时可能带来的挫折，因此他本身要对辅具的功能与特征有正确的认知。

③ 指导者要了解视障学生的动机、目标、自我概念、所接受的服务、历史，因为这些都会影响学生使用辅具的方法。

④ 指导者在知道学生的诊断结果情况下，要知道学生对于使用辅具的期待，如此，他才有充分的信息知道学生的能力可到哪里。

⑤ 了解其他有相似情况的学生，让指导者知道在使用辅具或不使用辅具的情况下，定一个有益于学生的目标，学生可以被要求达到预定的任务。

2.原则

① 从简单到复杂：从单纯的背景到复杂的背景，单一的目标物到多个目标物。

② 从动态到静态：首先学生与目标物都是不动的，其次是目标物移动而学生坐着不动，接着是学生移动而目标物不动，最后是两者一起动。

③ 减少扩大的倍数：有些学生使用高倍数望远镜会看不清楚，因此必须降低倍数的扩大。

④ 全有全无的概念：有些学生并不习惯注视目标物，因此可以使用全有光全无光的概念来训练，如果先训练学生的左眼，就遮住学生的右眼，让左眼只能在目光所及的地方有光线进入，学生的视线就不会乱飘。

⑤ 舒适的原则：学生在轻松、舒适、不紧张的情况下才能达到最好的训练效果。

⑥ 了解学生的诊断历史：了解学生视觉功能的评估，使用辅具的状况，若他仍在进行一些训练计划就帮助他完成。

⑦ 决定目标：有些学生本身是有动机的，若学生并不清楚训练的用处与自己的目标，指导者要帮助学生找到他所希望达到的目标。

⑧ 训练时间的长短：训练时间以"短但能充分达到好的效果"为原则，特别是有些学生过去并不习惯使用视觉。

3.从诊断检查而来的信息——不同安置环境的指导

① 医疗环境的安置。
② 非医疗环境的安置。
③ 复建中心的安置。
④ 家中和学校的安置。
⑤ 工作环境的安置。

六、结语

视觉障碍可能造成不便，但并非毫无希望。许多视觉障碍者一旦知道自己的视力无法复明时，先是一阵震惊，接着会感到无望。失明的确是一件痛苦的事，但不是世界末日。一般人的生活中，视觉活动约占70%，所以失明确实会造成人们生活上的不方便。但是科技的发达，已使这些生活上的不方便得以克服，如吃饭、穿衣、起居、交通等，都可以靠科技发明或定向行动训练来弥补。因此，许多视障人士可以自己种菜捕鱼、烧菜煮饭、饮食赴宴、衣服搭配、打扫布置、行走乘车等，都可以不靠他人而独立生活。也许会有些微不便，但不要觉得天要塌了。何况任何人在生活上都不会完全称心顺遂，随时也都会有不方便的情况产生。当今社会分工越细，就越让生活上的互相依赖和帮助成为必然，所以视障者不必因为不便而感到痛苦，尤其不必感到无望。

附：视觉障碍的标准

通过优眼自动视野计中心30度程序检查，平均缺损大于10 dB（不含）者为轻度视觉障碍。

dB是decibel的简称，医生通常也将它称为分贝（似听障的分贝），是光度的一种单位。视野检查时，从特定光度背景中分辨出刺激光线的能力，以dB来表示，这种区分光亮度差异的敏感能力，以视网膜的中心窝最高，然后朝周边渐渐减低，人在20岁以后，每10年敏感能力减少1 dB，例如：20岁时视网膜中心窝的敏感度为35 dB，30岁时视网膜中心窝的敏感度为34 dB，到70岁时为30 dB。所谓的平均缺损（mean deviation，MD），是指测量受试者的全部视野与同年龄的正常值之间的差异。通过自动视野计测出的视野缺损图见图5-1。

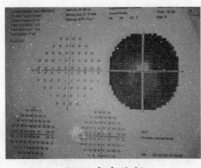
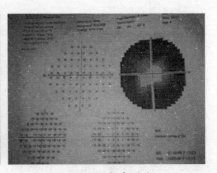

a. 视野重度缺损　　　　　　　　　　b. 视野重度缺损

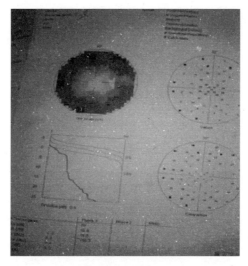

c.视野中度缺损

图 5-1 自动视野计所测出的视野缺损图

第六章　多障碍儿童功能性视觉评估

本章所要说明的是教育者对于多重障碍个体的视觉评估，特别是对那些严重视力丧失、心理发展迟滞及学习迟缓的多重障碍者进行评估。同时本章所介绍之评估技术不只适用于儿童，也可应用于多重障碍的成人。此评估不仅有助于教育者知觉个别儿童的视觉功能，亦可增进眼科专家的评估能力。以下将分别介绍有关观察、评估、记录的相关信息与技巧，使评估者能指出儿童视觉功能的层级。

一、观察儿童之行为

（一）观察目的

评估的目的为增加教育者的观察技巧与减少过多的假设。无论儿童面对任何听觉、视觉或触觉的刺激，所做出的任何行为反应，均予以观察，然后再将观察结果对应儿童视觉功能的指标，以指出儿童视觉功能的层级。

（二）观察项目见表6-1。

表6-1 观察项目

观察项目	观察细项	变化情形	
活动模式	① 儿童是否能轻易及快速地活动？	是	否
	② 儿童的活动是否展现出流畅性？	是	否
	③ 儿童是否拖着脚走路？	是	否
	④ 儿童是否面朝下行走？	是	否
	⑤ 儿童是否能协调地闪避物体或是直接撞向物体？	是	否
	⑥ 儿童碰撞到物体时是在何种高度，及腰或是低于膝盖？	□腰部 □低于膝盖 □其他	
感官反应	① 儿童是否展现出凝视光线且震动的行为？	是	否
	② 儿童是否将物品置于口中加以探索？	是	否
	③ 儿童是否主要以手指及手去探索物体？	是	否
	④ 儿童是否表现出对声音有较高的知觉？	是	否
姿势反应	① 儿童是否显示出颈部及脸部的紧张？	是	否
	② 儿童是否习惯于倾斜头部？	是	否
	③ 儿童是否展现出互补的肢体调整？	是	否
	④ 儿童是否有斜视的现象？	是	否

注：在变化情形的"是""否"选项处打勾"√"。

上述评估项目包含了视感觉、视运动及视觉的技巧。为了获得一个确实及广泛的儿童视觉功能图像，不仅要记录儿童所呈现的，以及缺少的视觉反应，亦须描述当时所处物理环境的变化。例如，当物体呈现在儿童面前时，观察者必须记录室内灯光明暗、物体的形状和大小以及儿童看见物体的距离。一旦儿童的姿势或与物体的距离改变时，须于评估表中注明其变化情形，之后再根据以下问题记录儿童的反应。

1. 儿童是否使用双眼？

2. 儿童是否需要协助？

3. 当儿童回应评估项目时，展现出何种行为？

儿童的回应可能并非评估者所预期的，但仍需对其反应进行记录。当被评估为多重障碍的儿童时，可能需要数个阶段以完成评估。同时为了刺激儿童的反应，额外的刺激物是必要的。另外要注意的是，为了引发儿童的反应，需以儿童能理解的层次与他进行沟通。其他评估内容见表6-2、表6-3。

表6-2 视力损伤及失明幼儿与学龄前儿童的家庭调查

序号	儿童	是	否	不适宜
1	儿童除了制造语音的声响外，是否还有与环境产生其他互动？ 儿童是否为主动行为？			
2	儿童是否使用非口语的信息回应他人？ 行为是否安静？			
3	如果儿童是能动的，则他是否知觉危险且试图避免遭遇它们／是否做到适切地对它们说"不"？			
4	儿童是否对遗失或掉落的物品进行寻找？			
5	儿童是否承受大量的身体接触（即被抱、抚摸）？			
6	家长是否鼓励儿童使用手去探索物品？			
7	儿童是否被鼓励或迅速地移动？			
8	当儿童躺下时，他的位置是否有被移动？			
9	家长是否时常为幼儿命名物品与行动？			
10	家长是否常在与幼儿说话之前，喊他们的名字？			
11	儿童是否被过分保护，以致严重限制了他与环境的互动？			
12	儿童在家是否有一个特别用来放置玩具的地方？			
13	屋中是否不杂乱且有序整理，以至于儿童可以到处移动而不被东西绊倒，或撞到物品？			

资料来源：BRADLEY–JOHNSON S. Psychoeducational assessment of visually impaired and blind students[M]. USA：PRO–ED Inc,1986:5.

表6-3 教师对视力损伤及失明学生的访谈调查

序号	观察细项	选项	
		是	否
1	当学生需要时是否会寻求帮助?		
2	学生是否会谦恭地接受帮助?		
3	学生是否会谦恭地拒绝帮助?		
4	学生是否会展现出适当程度的独立?		
5	学生对指示(教诲)是否能听得懂?		
6	学生在教室中是否可以自由移动?		
7	学生是否尽可能避免危险?		
8	学生是否能将书桌整理好且去除不必要的物品?		
9	学生是否能将物品归回适当位置,下次要用时可容易找到?		
10	与同辈互动的频率是否跟与其他同学的互动次数相等?		
11	是否能与同辈以正面积极的方式互动?		
12	学生在面临困难或挫败任务时,是否感觉过度烦躁?		
13	学生能否适当地反馈与反应?		
14	学生是否能欣赏由教师而来的适切赞美?		
	是否能有效地赞美,陈述范例为何?		
15	是否使用过以下至少1种教学工具?		
	①是否使用点字教材?		
	②是否使用有声书?		
	③是否使用大字本?		
	④是否使用录音带?		
	⑤是否使用学生的阅读材料?		
	⑥是否使用盲用计算机?		
	⑦是否使用除此以外的其他教学工具?(如_____)		

续表

序号	观察细项	选项	
		是	否
16	低视力的辅具是否被使用过?(例如,放大镜、扩视机等)		
17	是否使用过以下至少1种特殊书写材料?		
	① 是否使用点字机?		
	② 是否使用点字板与点笔?		
	③ 是否使用打字机?		
	④ 是否使用特殊纸张(印浮凸文字或黑线)?		
	⑤ 是否使用其他材料?(如:_____)		
18	学生感觉疲累需要休息的频率是怎样的?(例如:5分钟一次)		
19	学生需要多少额外时间才能完成分配的工作?(例如:5分钟)		
20	如果需要,何种特别光线对于阅读是必需的?(如自然光、灯光……)(例如:自然光)		
21	当学生阅读时,物体需与眼睛保持多远的距离?(如10 cm、20 cm……)(例如:10 cm)		

资料来源:BRADLEY-JOHNSON S. Psychoeducational assessment of visually impaired and blind students[M]. USA:PRO-ED Inc,1986:9-10.

二、特殊视觉情况的评估

(一)评估时应注意事项

为协助检验出儿童之视功能情况,评估中所需的工具包括:笔形手电筒、闪光灯、振动光源、清楚且透明的滤色镜，以及平时儿童生活环境中所熟悉的物体，如泡泡、气球、小型乐器及铃，或食物，如麦片等。

（二）评估项目与技术见表6-4

表6-4 特殊视觉情况评估项目表

评估项目	评估目的	技术与步骤
瞳孔反应	当光线呈现时，瞳孔之大小与形状即产生改变，此时须注意是否有不正常的情况，如"虹膜震颤"瞳孔持续收缩及扩张的情况，或"瞳孔固着"——不论刺激的数量如何，瞳孔都不会收缩或扩张	① 观察无光线刺激时瞳孔的情况； ② 将光线从 30 cm 处照射到儿童的眼睛，并注意瞳孔是收缩、扩大或仍然无反应； ③ 当儿童长期待在暗室内，刚走出时，观察其瞳孔的变化情况； ④ 用毫米尺测量瞳孔的大小； ⑤ 使用较亮的光源或关掉屋内的灯，以提供更强的对比； ⑥ 于不同视域呈现光线，而不只是将光源置于儿童面前； ⑦ 改变儿童的位置并重复以上 6 个步骤
肌肉失调	如果光线于双眼中并未在相对应的位置产生反应，或是两眼对光线的反应不一致，则有可能是肌肉失调，如无虹膜综合征及白瞳为视功能反应困难情况	① 评估者应该将光由 25 cm 处照入儿童眼中，并且记录双眼对于光线的反应； ② 如果发现有任何偏差的反应，评估者应询问眼科专家
眨眼反应	当手或任何物体飞向脸部之时，学生会自动眨眼	① 评估者将手指张开移向儿童的脸； ② 要注意不能在手移动时产生风，不然儿童可能会对风产生眨眼反应，而不是对视觉刺激产生反应
不同视觉行为	不同视觉行为，包括眨眼及对光的注视。虽然这些行为在社交上不被接受，但它们通常只是在暗示儿童使用视觉——至少有光影投射及影子投射存在	① 观察儿童在与人交谈时，是否有眨眼或注视某一特定光源； ② 记录下儿童特殊的视觉行为

续表

评估项目	评估目的	技术与步骤
视觉偏好	视觉偏好系，指当行为改变时，显示出眼睛对眼罩选择的反应。假如儿童没有罩住一眼，并不表示其中一眼有视觉偏好，有可能是触觉防御	① 当儿童眼前出现一道光或一个 30 ~ 45 cm 的小东西时，选择儿童的任一眼遮住，并记录儿童是否呈现出任何行为上的改变； ② 为了避免碰触到眼睛，握住拇指挡在儿童的瞳孔前，或是要求儿童遮住一只眼睛
视觉域集中在中央	观察视觉域的反应时要注意到：当光线出现在儿童的面前时，他是否转动头或眼睛	① 在距离儿童面前 30 cm 的地方打光线； ② 在儿童脸部的上方、下方、左方、右方打微弱的光线，记录儿童有反应及没有反应的区域； ③ 假如儿童没有呈现出任何反应，则将光线移近一点，将光线闪烁一下，或使用不同类型的光或是彩色的光线； ④ 假如有反应呈现，则重复程序① 和②，利用小物体来取代光线； ⑤ 改变儿童的位置，并且重复视觉域的测试
视觉域在周围	视觉域周围的反应可能借由在脸部外围部分的闪光得以呈现出来；重要的是要维持一个距离，始终固定的弧形，从儿童的脸部到改变动作以及对每个儿童照射光线。注意儿童的反应可能是运用听觉或嗅觉而产生，而不是因为光线的刺激	① 先站在儿童的身后，然后慢慢地将光线带进儿童的视觉域内，从上方、下方、由左而右、由右而左，记录儿童有反应以及没有反应的区域；假如有反应呈现，则利用小物体来取代光线并重复该测试过程； ② 另一位评鉴人员站在儿童的前方观察儿童眼睛的运动，改变儿童的位置，并且重复视觉域的测试。记录儿童的每个眼球运动，观察究竟是视觉域的转变所致，还是不一致的刺激所致
视觉域偏好	视觉域的偏好系，指儿童对于光线或物体的专注偏好于视觉域的某一区域内。假如儿童专注于某一个物体，而不是两个，那么我们认为，儿童专注的偏好可能既是物体，同时也是视觉域。儿童可能忽略视觉域的一个区域，而不是没有看见呈现在那个区域的物体	① 找出两个完全相同的光线或物体时儿童会有的反应； ② 同时呈现两道光线或物体以符合视觉域的区域（高一点或低一点、左方或右方），记录儿童是否对两个视觉域的区域都有反应或是只偏好任何一个区域； ③ 当儿童获得正向的反应时，将测试摆在不同的情况下（一个新的房间或是一个新的目标），以确认儿童最初的反应

评估项目	评估目的	技术与步骤
追踪	追踪是用来证明儿童的眼睛或头会跟随一道移动的光或物体。要注意多重障碍的儿童有追踪横线的困难	① 用光线、玩具、玩偶或能吸引儿童注意的东西； ② 用一道光或物体放在儿童的视线内，慢慢地移动光线或物体，由右而左、上和下以及绕圈。记录儿童是否用他的眼睛或头追随物体的移动，以及注意时间有多长； ③ 呈现光线和物体于所有视觉域内； ④ 注意儿童是否用眼睛、头或两者兼有去追踪，并且描述追踪的类型（平稳的或是不平稳的，用一只眼或是两只眼）； ⑤ 改变儿童的位置，并且重复前面进行的过程
视觉注意的转变	视觉注意的转变是指对光线或是物体交替的呈现之专注，应该注意的是有一些儿童有知动协调的困难并且需要额外的时间做反应	① 用两束相似的手电筒光线或物体放在儿童面前，发亮、眨动或摇动它们其中之一，之后暂停，然后利用第二道光或物体重复前面的动作，注意儿童是否将他的注意力从第一道光转移到第二道光； ② 改变光线或是物体呈现的位置； ③ 改变儿童的位置，并且重复程序① 和② 的过程
扫描	视觉以线性方式，从一个物体搜寻到另一个物体——在儿童面前放置三个物体以观察儿童的反应	① 放置三个物体在儿童前面或是在儿童的功能性视觉域内，注意儿童从一个物体到另一个物体的线性搜寻能力； ② 改变物体的位置并且重复上述过程； ③ 改变儿童的位置，并且重复程序① 和② 的过程
到达光线或向光线移动	到达或向光线、物体移动包括伸长手臂、挥击或任何形式的身体运动	① 在各种高度及不同方向放置光线、玩具以及其他视觉性刺激物体； ② 注意儿童是否去碰触、挥击或移动他的身体以到达光线或物体所在； ③ 有些儿童只能俯卧、平躺或采取其他固定不动的姿势，因此要将光线或是物体放在他们伸手可及的地方。例如从天花板将光线或物体垂吊下来，到与他们眼睛同样高度的地方

（三）评估记录项目

以上所有观察可以采用格式化记录，如表 6-5 所示。为了进一步测试个别的评估细项，我们可以利用表 6-6 的记录。所要记录的资料包括：最佳的测试时间、使用何种类型的灯光或物体、最适当的位置以及最佳形式的照明。从这些观察当中所得到的信息可以与儿童相关的临床医生或其他专业参与者分享。从这些细项的视觉行为观察、确认、圆桌讨论,这将会成为设计适当的基础视觉刺激计划的重要依据。

表6-5　教育者的评量记录情况

项目	评估日期	视觉反应	视力测定医师	光线或物体的距离	照明度	光线和物体的类型及大小	描述独立性和依赖性的主观论述
瞳孔的反应							
肌肉的不平衡状态							
眨眼							
不同的视觉行为							
视觉偏好							
中央视觉域							
周围视觉域							
视觉域偏好							
追踪①							
注意力转移							
扫描							
达到或向光线移动②							

注：① 追踪的描述有水平、垂直、斜线、循环、头、眼睛、头和眼睛、平缓的、不平缓的。

② 达到或向光线移动的描述有在前面、向右边、向左边、眼睛上方。

表6-6 个别评量细项调查

项目	评估日期	视觉反应	视力测定医师姓名	描述光线或物体的形状大小	位置	照明度	反应的情形

注：个别评量细项内容根据测试者实际需求的自行制订，可参考表6-5的项目，此表不做列举。

三、连续的视觉刺激活动

（一）定义与注意事项

连续的视觉刺激活动从多重障碍儿童到只有微弱视力的儿童都适用。在使用这些连续性的活动时，最重要的是考虑个别儿童学习的倾向。因此，允许在这些连续活动的每一个步骤上做改变，并且让老师依据儿童的行为做创造性以及弹性的调整。假如僵硬地执行这个连续性活动，对于老师的教学和学生的学习将会有所阻碍。

通常连续性意味着将活动计划以有秩序性的模式实施。然而，儿童的表现可能在一个连续性活动的后面部分才会出现，但是他做不出连续性活动前面应该出现的表现。因此，建议让每个儿童从连续性活动的起始点开始。

连续性活动假定每个儿童都从视觉发展的第一天开始。就像婴儿早期，视觉刺激可能由眼睛或其他感官接收器所接受并且可能到达脑部。然而，这很有可能发生神经损伤，使得多重障碍儿童不能组织视觉信息。连续性活动关注视觉感觉以及视觉动作的活动，这些连续性活动设计是来刺激视觉系统，以及帮助儿童搜寻与观看，并且对于儿童初始的视觉发展提供了一个牢固的基础。

（二）需要考量的事项

在教育儿童之前，下面几个项目是必须再度强调且需要考量的。

① 动机：动机是使计划能够成功的最关键因素。然而，激发多重障碍儿童的动机通常是计划中最困难的一部分。即使如此，在各式各样的情况下细心观察，也能显现出适合激发儿童的动机。

② 决定适当的行为：当开始刺激儿童的视野时，儿童可能已经借由偏着头的调整，以弥补其眼睛的视野问题。因此，应当找眼科及其他专家的帮忙，来决定儿童适当的行为以及决定哪些行为对儿童有用而哪些有害。

③ 行动：行动是学习的重要关键因素。行动越多，则身体对空间位置的学习越多以及其他感觉方面也会被刺激更多。假如移动与视觉的刺激结合在一起，儿童更有机会完整地学习。

④ 每一个单元学习的时间和长度：决定每个单元学习需要有多长时间是非常重要的，因为它决定了要给予儿童多少适当的刺激量与鼓励儿童尽可能愿意主动来学习。在设定一个学习单元的长度时，必须考量到儿童是否服用了药物，因为特殊的药物可能会影响其学习的能力。

⑤ 姿势：正确的姿势将帮助儿童感觉统合，而这个正确的姿势是由职能治疗师与物理治疗师讨论出来的。在保持正确的姿势时，可确保在无压迫的情况下促进平衡，使得儿童能更有效地接受刺激。

⑥ 观察：当提到评估时，观察的技巧是很重要的。下面提供一些可观察的步骤。

a.最适合被观察的活动是儿童平常会做的那些活动，例如：吃饭、上厕所、游戏……此外，观察并不需要使用特殊的材料，平常的材料才是观察的最佳事物。

b.注意儿童对于每种刺激的行为改变。关于姿势的改变，必须注意（a）头部倾斜，这意味着儿童运用最佳的视野，用优眼来看东西，用优耳来听东西。（b）脸部扭曲，这意味着儿童通常尝试使用视野时，会有神经上的问题。（c）补偿身体的调节（脖子向前伸长或抬起一边的肩膀以弥补头倾斜所造成的失衡）。

观察儿童的步伐，检视儿童是否能轻易而且以正常的速率移动或避免撞到障碍物。撞到障碍物意味着视野缺乏注意或视野已经丧失。然后应该注意儿童撞到此障碍物的位置。此障碍物是在头之上、腰部的高度或在脚下呢？儿童身体的某个部位是否常常撞到？

检测感觉功能，应该要记得视觉的使用以及其他感觉行为（如触觉、味觉或嗅觉，可能是儿童常常习惯使用的感觉功能），知道此信息是非常重要的，因为了解这个，能知道儿童对哪种感觉功能在使用上最舒适。更进一步，有些行为例如注视灯光通常意味着儿童正在接收视觉上的刺激。

（三）活动项目与活动设计见表6-7

表6-7 活动项目与活动设计

活动名称	活动目的	活动程序	活动设计
察觉任何的刺激	使用任何的刺激（物体、声音、灯光、气味或温度的改变），并且观察儿童是否展现出行为前后一致的改变，例如：微笑、哭、停止摇摆或任何形态的行为	① 选择一个儿童能够舒适接受的刺激，但这个刺激必须与一个视觉上的刺激配对出现。例如：儿童如果对于抹在手上的粉末感到不舒服，则粉末就不应该被选择成为刺激物；② 在粉末之后，伴随着视觉上的刺激，两者同时出现的结果，将使儿童对这两者做不愉快的联想。在上述过程中，细心地观察并精密地控制实验是十分重要的，如此才能避免造成过度刺激或刺激不足的情形	【活动一】 材料：铝制的金属薄片、圣诞灯、有灯光反射的装饰品以及物品、绳子以及安全的电线 说明：让儿童待在一个小且黑暗的房间，将儿童安置在适当的位置，此位置是经由职能治疗师与物理治疗师所决定的。绳子有的有闪光，有的没有，将圣诞灯打开，让光从天花板垂吊下来，而且物体反射着光。在另一个小房间里，将儿童安置于面对角落处。将铝制的金属薄片排成一直线，再将圣诞灯打开，让光垂吊下来成一直线，与薄片相对着。再将圣诞灯打开，让光垂吊下来，使薄片能反射圣诞灯光 建议：借由神经科专家的检视，决定对于有夺取倾向的儿童是否适合使用有闪亮的灯光 【活动二】 材料：一台附有海绵橡胶并可调整速度的治疗振动器 说明：碰触儿童或允许儿童碰触海绵橡胶制的振动器，引导并且鼓励儿童去操作此振动器 建议：假如使用触觉的刺激，要考量儿童触觉的防御程度。慢慢进行并且控制环境（例如：改变姿势、控制周遭的噪声……），避免超越儿童的忍受度 【活动三】 材料：大蒜、盐、香草、巧克力、柠檬汁、辣椒酱、薄荷 说明：允许儿童去尝试各种物质，并将这些物质逐一放置在儿童的舌头上 建议：在使用这些物质之前，检视儿童可能对某些物质产生极讨厌的反应

续表

活动名称	活动目的	活动程序	活动设计
注意任何的刺激	当发现儿童对某事物产生反应时，观察每次展现此刺激物时，是否会有一致性的反应	重复前面的步骤，但是需要长时间的注意	【活动一】 继续使用前一步骤有帮助的活动 【活动二】 材料：乐器 说明：用摇铃或铃鼓或用吵闹的声音接近儿童。找出一种让儿童有稳定注意的乐器。如：转头、靠近乐器或移动身体朝向声音的来源 【活动三】 材料：无 说明：将儿童放在你的双腿上，轻轻摇动儿童从左到右、绕圆圈或向前向后，观察儿童是否有稳定的反应。例如：平静地发出自然的声音、张开眼睛等 建议：许多有严重损伤的儿童，与刺激物的反应有关的注意时间并不一致，因此，可能一个儿童能注意一段较长的时间，其他儿童可能只有短暂的注意时间。儿童的反应可以引导出只有在某些情况下（例如：当儿童摸到柔软的衣物时会有微笑的反应、坐在懒人椅子里、午餐过后或当某一个儿童喜爱的人是他的照顾者时）考虑到随着每一次的改变的情况来设定新的反应倾向。这些多样的反应是被预期用来保证不同情况的反应结果
灯光与某一刺激物同时出现	此光线必须是之前对儿童有帮助的刺激物，为了有所对照，可能要在暗室中进行	每一次出现对儿童有正向反应的刺激物之前，最好先介绍光线的来源，只要儿童注意便继续这项光线。灯光与刺激物同时出现的目的是帮助儿童对光线能有更多知觉并能联结正向刺激物	【活动一】 材料：海绵、洗的衣服、防水的吹气玩具、防水自控灯 说明：观察儿童玩水时是否对某一刺激物或玩具有所反应。将玩具发出声音或将刺激物穿过水，或将自控灯连到玩具上，让儿童能自行操作，当儿童停止操作玩具时，灯光亦停止 【活动二】 材料：垫枕、灯、镜子（如果照顾者需要在儿童后面时） 说明：让儿童在垫枕后面，当轻敲儿童时同时出现灯源，停止时亦关闭灯源 【活动三】 材料：痱子粉、婴儿油及灯 说明：用痱子粉或婴儿油按摩儿童身体的某一部分，每一次按摩时便闪灯，停止时便关灯 建议：一项刺激物如摇铃鼓的声音，可能尚不足以引出儿童的反应。不过，如果摇铃鼓时，灯同时闪亮，可能会引起儿童的反应，因此常常需要结合其他刺激物给儿童。不过，要注意的是对有些儿童使用一个以上的刺激物可能会对儿童造成过度刺激

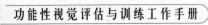

续表

活动名称	活动目的	活动程序	活动设计
觉知单一光线刺激物	先移除之前的刺激物，并鼓励儿童注意单一光线	灯源忽明忽暗，并不伴随之前的刺激物，注意儿童是否出现稳定的行为反应	活动内容： 继续使用有帮助的光源及活动，并移除原先的刺激物 建议：如果儿童瞳孔没有紧缩，不要推测儿童没有视觉功能，影响瞳孔大小的状况包括：神经损伤、虹膜痉挛（瞳孔持续紧缩与放大）等。像笔形手电筒或闪光灯会对一些儿童产生不适当刺激，闪烁的灯及红、黄滤色镜则更能引出稳定的反应。监视儿童对光线的反应，如儿童是否回避光线、推开灯、瞳孔收缩、趋近灯光、瞪眼或注视着光线等。慢慢进行不同灯光类型的试验。放不同颜色的滤光色纸于光线前，用闪烁的彩色灯与透明和半透明表面的闪灯，举多种类光源出现方式的例子。注意儿童的视野对光线是否有稳定反应
注意单一光线的刺激	每次出现光线，儿童能表现出稳定的视觉注意力	逐渐减少光线与刺激物的同时出现，直到儿童对单一光源出现稳定的反应	活动内容： 继续使用有帮助的光源，并讨论前一步的活动 建议：一些例子中，做此活动可能无法证明儿童在视觉上是能专注的，因为儿童的眼睛似乎不能直接面向刺激物。无法直接面对刺激物的原因有很多，例如视野的丧失及不正常设备。因此，当灯光出现时，观察儿童眼睛向同一方向的一致性，而不总是期望儿童直接看向光线

活动名称	活动目的	活动程序	活动设计
知觉光线在视野的多种范围	光线出现在视野的所有区域，注意儿童的行为反应（如：如果儿童转头或移动身体部分朝向灯光）	注意儿童身体能够朝向灯光所在的那个地方，例如：如果儿童有痉挛的姿势，必须将灯转向面对儿童头的地方；如果儿童的姿势不同，固定的范围可能需要改变。要知觉到儿童不应该只固定在同一姿势，如果儿童走向灯光，要鼓励儿童的这项反应，儿童有更多有目的的移动时，给予大量感官的输入经验，并让儿童体验身体在空间内的多种感觉。因此，儿童能有更丰富的学习	【活动一】 材料：手电筒和一把合适的椅子 说明：当儿童坐在椅子上时，在儿童所有视觉范围内开手电筒照明，并注意儿童在每一区域的反应 建议：改变儿童姿势来促进活动是极重要的，并且要避免因压力而给予儿童超过其能力界限的活动。如有需要，应将房间变暗，以提高明暗对比的效果 【活动二】 材料：吊床及灯 说明：将儿童放置在吊床中并摆动之（这必须先咨询过物理治疗师及职能治疗师），放置一个固定的灯在儿童上方，在摇动吊床时，要求儿童寻找灯的位置 建议：灯的使用在任何时间皆需小心。可在儿童与灯源间放置树脂玻璃，以减低热度及预防意外发生的可能性。另外，注意儿童对不同形态的灯会有所偏好，因此在实行时，可选择不同的灯光来加以使用（如不同的颜色及强度、半透明及透明的滤光镜等） 【活动三】 材料：灯 说明：用灯照在儿童身体的不同部位，要求儿童去看、去触摸，说出灯光照亮的是身体的哪一个部位 建议：创造游戏气氛也许会增加儿童的动机及注意力

活动名称	活动目的	活动程序	活动设计
视野不同的区域对灯光的注意力	一旦儿童对于灯光出现在视野中不同区域有所反应时，此效应在每一次灯光出现时，儿童的行为会出现一致性反应	重复先前程序，但需要儿童较长时间的注意力	【活动一】 材料：灯光 说明：在一间小的暗室中，于不同的位置开灯，要求儿童用看的或者触摸的方式去寻找灯光 建议：或许儿童会注意到灯光所照到视野中大部分的区域，但儿童也可能是没有反应。这或许代表着视野范围的遗失，观察这些区域需考虑下面的事项。 ① 儿童所在的位置。当儿童位置移动时，其视野范围的问题是否有改善，这意味着视野范围的问题是运动神经问题所造成的 灯光的形式及强度。儿童所发生视野范围的问题是不是灯光的形式导致，而非其他的原因 ③ 儿童是否在不同时间产生视野范围的问题，这意味着视野范围的问题是眼睛病症的结果 【活动二】 材料：肥皂泡、食用色素及灯光 说明：在儿童脸的附近吹七彩肥皂泡，同时在肥皂泡后面闪光，要求儿童指出所闪光的泡泡所在 建议：若需要的话，首先应说明此项活动及打破泡泡对儿童肉体上的帮助

续表

活动名称	活动目的	活动程序	活动设计
视力的追踪与扫视的眼睛移动	当儿童的视神经系统得到良好的控制，且同时对眼睛的移动具备较好的控制能力，将有助于流畅的视线追踪	将闪烁灯光沿着直线慢慢移动，并要求儿童跟随着灯光。闪光的展现方向可以是水平的、垂直的、斜的，然后再依此顺序循环。逐渐增加沿着直线闪光的速度。例如：闪光，必须先等待儿童的眼睛能"捉住"闪光，直到儿童能够跟得上快速的闪光。增加闪光的速度，直到儿童能跟得上固定（非闪光）直线的灯光	【活动一】 材料：厚硬纸板、颜料、半透明及透明滤光镜、灯 说明：在厚硬纸板上沿着一直线凿半径为 15 cm 的洞孔，再将这些洞孔的外围轮廓涂上颜料，慢慢地在厚硬纸板后面移动灯光。并用不同的色彩和半透明及透明的滤光镜进行试验。当灯光从这个洞移到其他洞时，要求儿童注视着灯光，并且去触摸洞孔，以及说出洞孔周围的颜色 建议：灯光应以儿童所注视的方向开始，然后再移动灯光至中间或旁边 【活动二】 材料：木琴及灯 说明：木琴放在儿童眼睛的高度且键盘朝向儿童的脸，灯光以儿童所注视的方向开始移动，一直跨至木琴的背面。当灯光移至木琴键与键之间，要求儿童注视或触摸灯光，并鼓励他去按键盘 建议：当儿童眼睛移至中线，观察眼睛的移动及行为反应，是否会跟不上灯光或者对于闪光的接受有困扰。当眼睛的视野跨越中线时，是否有突发性的眼球震颤症状、抽搐及喊叫。职能治疗师与物理治疗师共同诊断，找出眼睛可正常运作的部分 【活动三】 材料：一个循环多彩的圣诞灯装置 说明：使用一个循环多彩的圣诞灯装置，移动或循序闪光的彩色滤光镜，当学生经过时，要求学生去看这些灯光 建议：当教导视觉追踪的技能时，应观察以下的顺序（这些程序的顺序有可能是单独存在的）。 ① 头部移动的轨迹：观察儿童是单独移动头部或头部与眼部一起，观察儿童运用脖子及头部肌肉的能力 ② 眼睛移动的轨迹：当儿童移动头及脖子时，眼睛的移动。观察儿童眼睛的机动性 ③ 头及眼部移动的轨迹：儿童同时移动头部及眼部。观察儿童同时移动头部及眼部的能力

活动名称	活动目的	活动程序	活动设计
视力追踪与平稳眼睛移动	儿童除了视神经系统的损伤以外,能够在任何的方向,平稳地水平移动	移动光线的来源,是水平的、垂直的或倾斜的方向,然后再依此顺序循环,要求儿童跟着移动的光线。在教导此技能时,观察如上程序	【活动一】 材料:唱机及灯 说明:在唱盘上附加灯。打开唱机,要求儿童跟随移动的灯光,鼓励儿童拾起灯 建议:如果儿童对于独立的或是物理上的支援没有反应,此活动可以其他的方式呈现。例如,改变儿童的位置再次进行活动 【活动二】 材料:一盏灯或一个发亮的放射器 说明:在黑暗的房间中将灯光沿着墙闪光并要求儿童跟着或摸着移动光源的反射光,要求儿童一直用手或身体的某部分放在反射光上。允许儿童把光投射到墙上并四处移动,并要求儿童注意光线移动 建议:为儿童提供适当光源,并鼓励他自己运用 【活动三】 材料:工作录音带及"暗灯" 说明:将录音带排成一线放在地上;在黑暗的房间中亮"暗灯"并要求儿童顺着这条线走 建议:对某些儿童而言,这个活动可能测试他们的原动力而不是跟随光的能力。 若有需要提供物理的支援。首先,移动儿童的头至灯光来源处的方向。在不依赖头部移动的情况下,促进眼睛的移动。这个技术会结合视力及其他的感官,当灯光移动时,允许儿童去握住灯光的来源及给予一些动态的线索,然后渐渐地移除另外多加的线索,只留下视力线索供儿童追踪灯光

续表

活动名称	活动目的	活动程序	活动设计
感觉灯是亮着或是关着的	在实验前，我们假设儿童虽然有视觉刺激，但却无法组织视觉刺激并了解其意义。因此，没有一个假设会使儿童知道光是什么或光在哪里。首先要处理有关光线的感觉。当儿童问起光——有没有光、暗或亮的地方或光存在不存在等概念的介绍。在这个阶段，开及关的概念将吸引学生注意	用不透光材质将光源挡住并观察儿童的行为反应，看看儿童是独立或需要他人指引，其视力才会去寻找光源或伸手去找	【活动一】 材料：一个光箱（一个木箱以半透明的材质覆盖，用开关控制光线亮度）以及不透光物，如破毛毯、硬纸卡、衣服等 说明：让儿童在光箱旁边，口头或是用身体导引儿童去注意光，然后用不透光物盖住光，并同意让儿童去摸那些物体 建议：光箱通常是摄影师在使用的且相当昂贵，然而光箱也可用相对较低的成本去做，不用像摄影师的那么好 【活动二】 材料：一个无向光源灯 说明：使用无向灯，例如张力灯或防护灯，在黑暗房中要求或帮助儿童去完全覆盖光。可重复这个活动 【活动三】 材料：灯和有盖子的容器 说明：将灯放在容器中，要求儿童利用视力拿盖子盖住容器。利用不同大小的容器重复这个活动 建议：在每个活动中以"开""关"来描述或标志这个动作
注意灯是否开着或关着	当光一再出现及被遮盖，要求儿童说明与视觉的相关性		重复之前的动作但需要更长时间的注意。改善这个程序是必要的，如果儿童盖住光时能够结合物体的概念。在多种不同的物体、环境及照明程度下，你可以增强这些概念。这个程序被分为三个部分：①逐渐缩小遮光物；②逐渐减弱背景光；③用多种材料及环境来进行活动

活动名称	活动目的	活动程序	活动设计
逐渐缩小遮光物	以物体部分遮蔽光源，儿童必须找出这个遮蔽物。逐渐缩小这个遮蔽物（让儿童来找）以证明他们的视力是不错的	用不透光物体遮蔽部分无向光源。逐渐缩小遮蔽物的大小，并增加房间的相对亮度。儿童必须找出这个遮蔽物，并让儿童能以触摸去了解（探索）这个遮蔽物。这样的经验能让儿童以更有意义的概念去认识物体	【活动一】 重复前面步骤中儿童最喜欢的活动，并逐渐缩小使用的遮蔽物，注意儿童什么时候开始找寻遮蔽物，要求儿童找出更远的物体来测试他的视觉起点能力。找出儿童能找到的最小物体是什么，这个最小的物体将是儿童视觉能力的线索之一 【活动二】 材料：一个无向光源灯、破毛毯、砂纸 说明：使用越来越小的布或砂纸盖住部分光源，并让儿童去移开或放上遮盖物 建议：增加学生认识物体的感觉 【活动三】 材料：一个无向光源灯、硬纸板、大的毛玻璃、小箱子和饼干 说明：用越来越小的物体把光挡住，并让儿童触摸、尝及闻这些东西，当更加缩小遮蔽物大小时，可用食物作为增强物。在一些例子中，食物不见得是适合的增强物
逐渐减弱背景光	光源的强度必须不同。因为在日常生活中，物体及其背景光线是不同的。儿童必须要去体验真实的光线情形	重复先前的程序，但替代光源亮度减小。如果在光桌上工作，使用大的破毛毯去盖住光源；然后，逐渐降低照明度。接着，使用较小的破毛毯并用较亮的光源；最后，逐渐减弱照明度，直到儿童很难盖住部分光源	【活动一】 重复先前较为有效的程序，并逐渐减弱光的强度。注意儿童在什么样的背景光时，开始有困难辨识物体，因为光亮度的减少也许能测试儿童的视觉能力。注意儿童仍能辨识物体或盖住光的最小照明度。知道最小照明度及最小物体能帮助了解儿童实际的视觉情形 【活动二】 材料：一个无向光源灯、许多不同瓦数的灯泡以及不透光物质 说明：开始使用无向灯，从150瓦的灯泡开始，再用100瓦取代，再来用更低的瓦数(75瓦、50瓦、30瓦、15瓦)，要求儿童找出每个灯的遮蔽物 建议：在光源及儿童之间使用塑胶玻璃，假如需要更进一步的对比，可将室内灯光弄暗 【活动三】 材料：灯光及各式尺寸的物体 说明：在渐减的照明度之不同光源（如摄影灯、张力灯、照射灯、手电筒以及室内较为扩散的灯光）下，呈现各种物体。要求儿童在渐减的背景照明的不同情况下置放物体

续表

活动名称	活动目的	活动程序	活动设计
活动的类化	确认此技巧学习的转换，确定儿童体验到各式各样的环境与材料，以避免技巧学习的不完全。例如，只有训练儿童一个活动——在光箱上找饼干；而不能在不同照明情境下找到其他物体或饼干的位置，则此儿童尚未完全整合一个物体可为光源遮蔽物的概念	在不同的室内及室外照明情况下，呈现各种物体（尺寸不一定要变小），观察并记录儿童对每个情况的注意情形及行为反应。注意儿童是否有伸手拿、触摸，向前走或去闻所呈现出的物体	【活动一】 材料：一个装食物的器皿 说明：将这个儿童的食物器皿置于灯光上方，要求儿童将此食物器皿取回 【活动二】 材料：气球 说明：将一个或多个不同颜色的气球抛向空中，并要求儿童去取回或走向气球 建议：鼓励儿童运动以及和物体做互动。儿童被鼓励运动，例如滚、爬、快走，就越能从此经验中学到更多。要特别注意那些不能走路的儿童必须被安置在对他们最有利的情境下，且要有为他们准备的物体与照明情境 【活动三】 材料：一个垫子、几个球与积木 说明：在一个垫子上，抱住儿童使其呈面向下状态前后摇晃，要求儿童在用力向前推时去碰触球或积木 建议：使用各种物体，让儿童透过不同物体的经验，来增加儿童的参照架构

活动名称	活动目的	活动程序	活动设计
探索移动的物体	一旦儿童注意到并追踪物体，要尽量鼓励他们在空间上与物体做进一步的互动	贯穿下一阶段活动的目标，要鼓励儿童伸手拿，以及向光线与物体移动的技能。在这一点上，特别强调有目的的移动及物体的操作，以修正他们眼睛与身体的协调	【活动一】 材料：在一个放置着如椅子、桌子、草席、隧道、滑梯、阶梯、筒状物等障碍物的场地 说明：引导儿童通过障碍场地，鼓励儿童去注意颜色、大小、形状、阴影之类的事。当学习例如在上方、在下方、在周围、在之间、在之中等的空间概念时，强调儿童本体感受的反馈 建议：帮助儿童身体通过障碍场地可能是必要的，持续引导儿童对场地内每一物体的视觉注意力 【活动二】 材料：一个大箱子及大小不等的物体数个 说明：将儿童置于放满大小物体的大箱子中，鼓励儿童独立移动，并在这个有限空间内与物体做互动。之后移开箱子并逐渐增加玩耍的区域（例如从一个衣柜，到一个小房间，再到一个大房间，最后到室外），直到儿童可以类化与日常生活中各种物体互动的经验 建议：一开始在比较有限的空间玩耍，可让儿童体验到对封闭界线的控制，以及在那些界线内对物体的控制 【活动三】 材料：各种球（例如网状或大的帆布材质的球、游乐场的球、排球、小橡胶球） 说明：将球滚向儿童，要求儿童摸到球后，以身体各部位将球滚回来（例如用手肘打或用脚踢回来），并用不同的球重复这个练习 建议：起初儿童可能需要身体上的指引来执行正确的运动，因为有效率的眼手以及眼足协调是要学习的内容。手部与足部的运动应被指引到儿童的功能视野内

续表

活动 名称	活动目的	活动程序	活动设计
追踪物体	让有动作困难或视野困难的儿童在各个方向平顺地追踪物体	将一个物体以水平、垂直、倾斜、画圈的方向移动，并要求儿童的目光随着此物体的方向移动。遵照"视觉追踪"表的相同顺序进行	【活动一】 材料：一根透明的塑料管（25～40 cm）、油及弹珠 说明：一次丢一颗弹珠到装满油的透明塑料管里，当弹珠在管子里移动时，要求儿童跟随弹珠的移动方向，然后将管子以各种方向移动，要求儿童注意移动的方向 建议：要尽量引发儿童在追踪活动的其他感官能力（如让儿童独立操作管子，如果可行的话，让儿童说出弹珠滚动的方向） 【活动二】 材料：气球、绳子 说明：将气球悬挂在与儿童相对不同层次的位置，要求儿童去追踪气球的移动，并试图用手或棍子挥击气球 建议：改变儿童位置以变换这个任务的复杂性（如以跪姿、仰卧、俯卧、坐姿等）。儿童若只有有限的活动能力，选择一个对他们而言最有利的安全姿势。记得要提供相对的背景颜色以免他们产生物体形象与背景的混淆 【活动三】 材料：发条玩具或摩擦力玩具 说明：协助儿童使发条或摩擦力玩具发动，并要求儿童的目光跟着移动中的玩具移动 建议：一些儿童可能会依赖听觉线索以判断玩具所在位置，要鼓励他们保持持续的视觉注意力

四、功能性视觉评估实际操作

（一）眼球肌肉平衡，瞳孔反应，眨眼反射：皆可利用笔灯或手电筒，如果笔灯的反光正巧落在瞳孔的中央，即代表眼肌运作正常；观察瞳孔对于光线的敏感度，对于突如其来的东西，眼睛是否会眨一下（见图6-1）。

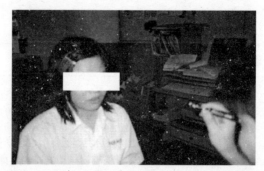

图 6-1

（二）寻找光源，找寻光点或发光物的能力：其目的在于协助学生对往后学习上的提示，如在行进中以灯光作为线索或路标（见图6-2、图6-3）。

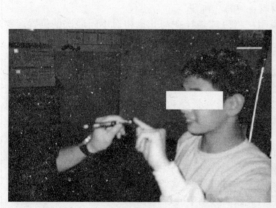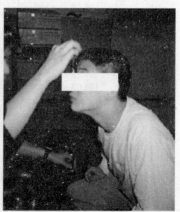

图 6-2　　　　　　　　　　　　　　　图 6-3

（三）近距离视觉，取静态物体（大小与距离）（见图6-4）。

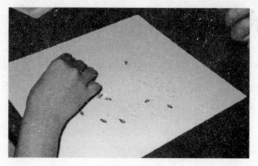

图 6-4

（四）视觉敏锐度（近、中、远）：在一定距离外放置某物体或字卡，请学生说出为何物或字（见图 6-5 至图 6-8）。

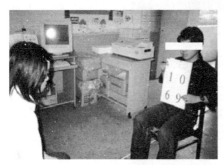

图 6-5

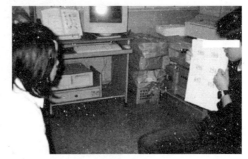

图 6-6

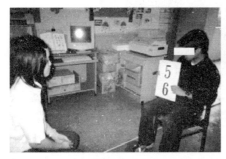

图 6-7

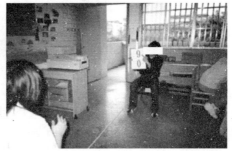

图 6-8

（五）视野广度：视野意指所看到范围的大小。可用鱼线绑一个物品或者花棒，在学生头不能动的情况下，在其面前 10 cm 处，做各方位（米字形）出现，并留意学生第一次注意到物品出现的位置（见图 6-9 至图 6-11）。

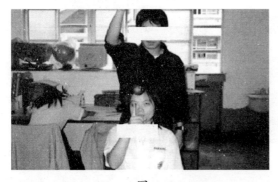

图 6-9

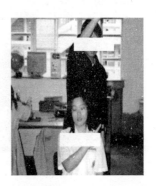

图 6-10

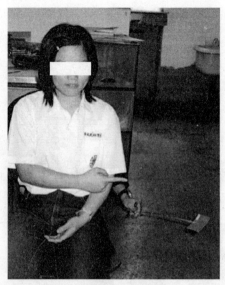

图 6-11

（六）扫描能力：以固定方向（上下、左右、对角），学生依序对物品或文章进行阅视（见图 6-12）。

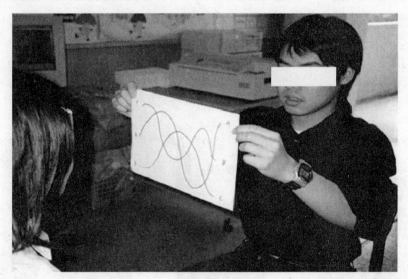

图 6-12

（七）搜寻能力及手眼协调与否：在一固定空间内，可以准确地阅视及寻找物品，在当中也可以观察学生在看到之后取物的协调性（见图 6-13）。

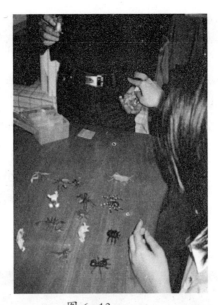

图 6-13

（八）注视力移转：利用学生正在注意目标甲的时候，悄悄地将目标乙放在其视野之内，测试学生是否察觉到有新的目标出现（见图 6-14）。

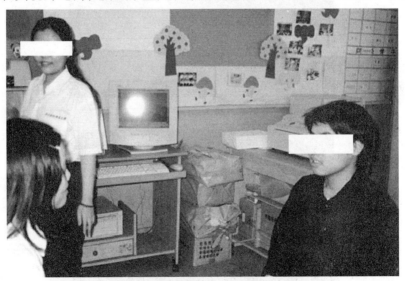

图 6-14

（九）色觉：根据测试者的提示拿取色笔（见图 6-15）。

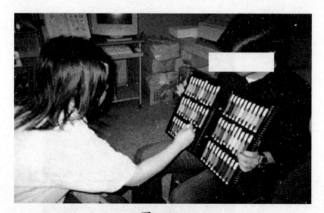

图 6-15

（十）复杂背景之辨识能力：说出有几个松果和说出有几朵香菇（见图 6-16，图 6-17）。

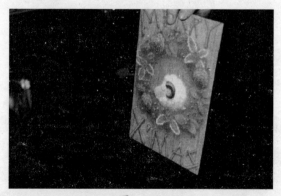

图 6-16

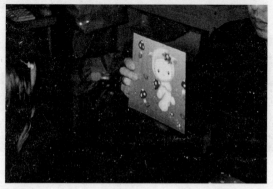

图 6-17

（十一）脚眼协调：在教室内摆放几张椅子，观察学生是否会使用剩余视力越过障碍物（见图 6-18）。

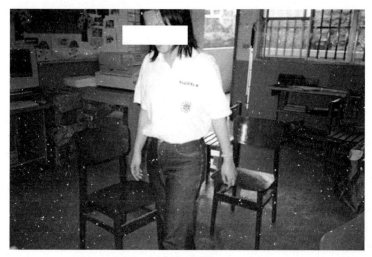

图 6-18

五、结 论

当视觉刺激活动完成后，儿童将可以对视觉效能活动做充分准备。一旦儿童可以追踪物体，下一步的任务就是要发展儿童对较小物体的追踪技巧。这些技巧必须与良好的扫描习惯做整合，这可以让儿童在视觉上以一种有效率的方式来处理环境中的信息。如本章所叙述的技术也可以应用在重度障碍的成人身上。

由于身体的多重残障使视觉多重障碍者在认知、学习等方面都比一般人来得更加困难，因此也使大部分视觉多重障碍者的个性比较被动、内向、孤独、胆怯、容易紧张、情绪易失控，有时会有自伤的行为。因此，在评估时应以最大的耐心及儿童所能接受的沟通方式进行评估，并在确认儿童视觉功能的层级后，针对其需求，提供最小限制的环境，使其获得最大的学习效果。

第七章　光线的评估

　　适宜的照度对弱视者的帮助是最重要的。在这章我们谈光的原理与彩色的视觉效应。

　　依据电磁理论，灯光就像波一样地移动着，就像池塘中之涟漪，是由波源向外移动一样。再者，可见光是能被测量的。在电磁波频谱中测量的波长范围是从380纳米到760纳米。

　　眼睛的每一个感觉器官将接受灯光不同的波长。如：某些视锥细胞能接收550纳米的光波波长，或仅能接收380纳米的光波波长。

一、彩色视觉

　　彩色视觉主要是依据光的光波照射在视锥细胞上所产生的。而光的主要颜色有红、绿、蓝三种原色。由此三原色可以组合成其他的颜色，并在混合全部的颜色时会变成灰色。每一种颜色皆由不同的光波波长产生。例如：蓝色是由450纳米波长的光波产生；绿色是由540纳米波长的光波产生，而一个人可以看见这两个光的混合颜色，也就是蓝绿色。依据光波波长所产生在锥形体上不同的颜色，红色与橘色混合之后会变成橘红色；黄色与绿色混合之后会变成黄绿色。虽然研究还没有证明它们的存在，但是蓝色锥形体也是可能存在的。假如光源是散射到四面八方的能量波，并包含许多的可见光波，就会使物体产生白色效果；假如没有光波反射到眼球上，一个物体将会显现成黑色。颜色的决定是基于能量波照射在锥形体的平均光波波长。因此，任何一种光波都可以产生不同颜色的感知能力。很多人在组合及记忆颜色上没有问题，即使眼球晶体分解不同的光波波长和如此多的锥形体在同一时间的作用反应上。人类的眼睛对颜色有不同层级的感光度，当一个人从较高的光层级到较低的光层级，蓝色物体相比于等同的红色物体显现得较明亮（反之亦同）。一项研究指出，红色是大部分人可以立即察觉的颜色。发觉颜色比辨别颜色容易许多，这是因为识别颜色需要对颜色有感知能力与记忆能力；而组合颜色是视锥细胞对颜色的自然反应。

（一）散射与吸收

原子吸收光子后辐射出另一光子的过程称为散射。太阳光从大气层中穿过、光线从镜面或物质表面的反射都是散射的结果。我们平常所见到的花花世界，绝大多数的物质不是自发性的光源。我们之所以能看到物体是因为外界光源的光线照射到物质，被物质所吸收，然后辐射出来的"光"进入我们的眼睛，并成像于视网膜，最后由脑接收信号后形成"像"。

（二）电磁波频谱

人们将电磁波依照使用的特性给予不同的波段名称，依照频率由低往高主要有无线电波、微波、红外线、可见光、紫外线、X 射线与 γ 射线。发现的顺序是可见光、红外线（1800 年）、紫外线（1801 年）、无线电波（1888 年）、X 射线（1895 年）、γ 射线（1900 年），于 1930 年发现微波。

电磁波频谱如图 7-1 所示。

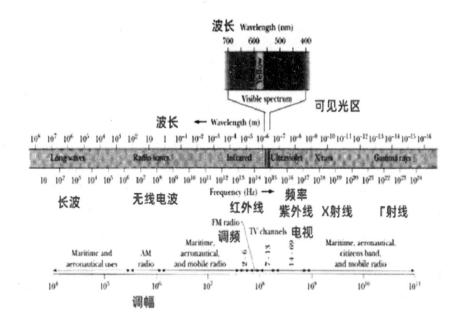

图 7-1 电磁波频谱

（三）可见光

可见光通常指波长 380nm ～ 760nm 的电磁波。人眼睛可看见的范围可在 312nm ～ 1050 nm，只是"能见度"越来越差而已，且过度的照射容易对眼睛造成伤害。人眼对于"白光"的感觉应该是来自对太阳光的感受。只要光线含有与太阳光类似比例的频率光线，便会产生"白光"的感觉。不过，并不存在单独频率的"白光"。656 nm 的红光与 492 nm 的青绿色光加起来可有"白光"的感觉。人的眼睛无法区分由不同频率分布所形成的同一色光（耳朵则可以分辨不同音色）。人眼看单独 508 THz 的光感觉是黄光，看 507 THz 与 509 THz 合起来的光感受会相同。除非用光学仪器，不然人眼分不出单频的光线。颜色并非光本身的特性，而是该频率的光与视神经和脑海共同形成的感觉，因此对于"黄光"更精确的说法是"看起来黄色的光"。

眼睛对于可见光所对应感觉的约略波段范围见表 7-1。

表 7-1　人眼对于可见光所对应感觉的约略波段范围

颜色	频率范围 / THz	真空中波长 / nm
红	384 ~ 482	623 ~ 780
橙	481 ~ 503	598 ~ 622
黄	502 ~ 520	578 ~ 597
绿	519 ~ 610	493 ~ 577
蓝	609 ~ 659	456 ~ 492
紫	658 ~ 769	390 ~ 455

　　真空中波长 540 nm 的绿光与 690 nm 的红光同时进入眼中时，虽然其中一点黄光范围的电磁波都没有，但会产生见到黄光的感觉。在日光下，人眼睛对于黄绿光范围的光线最敏感，太阳光谱最强的光线波长便是 560 nm（2.2 eV），因此戴上黄绿光的绿色眼镜片时，物体的清晰度（对比）最明显。以我们人的长度标准而言，可见光的波长很短（0.000 000 000 780 厘米）。可是对于原子（10^{-10} m）而言却是数千倍长。在太阳光下，每平方厘米约有 1 017 个光子在 1 秒钟内落下，因此人很难看到光的粒子性。犹如一盆水那么多的水分子，我们主要注意到的是其波动性。人的眼睛倒是相当敏锐，即使只有 10 个光子进入眼中（约剩下 1 个到视网膜），我们依旧能感受到光子的信号。可见光也可能会和部分物质起作用，引起化学反应，因此底片、酒类或部分药品（阿司匹林等）必须储藏在阴暗处。早产儿就会放在有蓝紫光较多的保温室内，以促使黄疸的分子分解。

二、视觉障碍

　　视觉是学习最主要的输入管道，约占 80%。许多有发展障碍与学习障碍的儿童，可能因这些障碍而阻碍了他们对这个世界的好奇心和探索能力。因此，早期诊断、早期治疗具有不可忽略的重要性。目前，视觉障碍常见有以下五种。

（一）色彩视觉上的障碍

多数有色彩视觉上障碍的个体，不是普遍在圆锥体上有较低的敏感度，就是在某一圆锥体上缺少色彩。缺乏一种色彩的类型会在日常生活中引发一些问题，因为在大自然环境中的颜色很少是由单一颜色所构成（如绿色的草会反射出一些黄色和蓝色与绿色混在一起的波长），缺乏两种色彩的类型会导致个体只感受到一种颜色的范围，因此色彩视觉障碍者对同一种颜色却感觉有不同的阴暗变化。

如前所述，确认颜色比配对颜色来得更难，因此测试视觉受损者在色彩视觉上的障碍，以要求其配对 10 ~ 15 种不同色彩波长，比请他给特定颜色命名来得有效果。用足够的无光泽涂料或颜色深沉已着色的纸，指导者可决定出视觉受损的人基本可见的颜色是什么。

常见生理学的问题是，评鉴过程可能在对颜色功能的评估上会有所影响。例如白内障会分散光的来源。一旦除去晶状体，则紫外线（此光线在正常可见的光谱范围之外）不再被淡黄色的视锥细胞吸收，因此会进入眼中。

如此，当一个人将晶状体除去时，可能将紫外线当作紫色；并且当以紫外线照明的图表来测试时，对未损伤的晶状体而言也会呈现全暗的情形。

当一个人变老，其视觉晶状体为深黄的颜色时，在较低波长（从 380 nm ~ 480 nm）的可见光中，则紫色光和蓝色光将看不见，这就是年纪大的画家在其作品中，较少用蓝色而用红色的原因。

假如在测试中，当个体无法配合蓝色与紫色，则指导者应注意到在色彩评估的临床报告中，较低视力的一群需注意白内障会分散光的来源问题。

在高中阶段，有些学生不易被察觉无法辨识蓝紫色，此时就需要提醒学校的教职员工注意，如何辨别出学生潜在有缺乏此颜色的视觉障碍，而不是只照顾视觉全部受损的学生。研究指出，学龄儿童如何提高学习效率，可通过在白纸上印黑字，在黄纸上印黑字，或以白或黄粉笔在黑板上写字来实现（McCambridge，1974）。

人类的眼睛视网膜上有三种视锥细胞，第一种是吸收蓝紫色波长；第二种是吸收绿色波长；第三种对黄色波长敏感，同时对红色也敏感。如果任何一种或两种，甚至三种视锥细胞功能变差或失去功能，则产生不同色盲。红色盲、绿色盲及蓝色盲为不完全色盲，前两者为性联遗传，蓝色盲为自体显性遗传病。而完全色盲的人很少。红色色盲者不能分辨红色和绿色，蓝色色盲者则不能分辨蓝色和黄色，绿色色盲者不能看见光谱中的绿色波长。人们一般相信色盲为遗传病，但有某些视网膜疾病及营养不良者亦会引起暂时性色盲，且多半是黄蓝色盲。

（二）斜视与弱视

斜视常见原因为眼球肌肉不平行，引致视轴的轴距出现偏差，或因两眼度数相差太大所引致；弱视常见成因为斜视或两眼度数相差太大。如当孩童双眼的远视或近视度数相差太大的时候，大脑神经便会选择在视网膜上比较清晰的影像（即度数较浅的眼睛），同时在另一视网膜上呈比较模糊的影像（即度数较深的眼睛），令深度数的眼睛视觉神经不能正常发展，导致弱视。

（三）远视

儿童在成长初期，眼球与眼轴较小、短，影像因而投射在视网膜之后，导致远视。但此种情况会随着儿童成长和眼球发展，而逐渐恢复正常。

儿童患有远视时，其实是不容易发觉的，因为儿童拥有很强的眼睫肌调节力，把影像重投视网膜上，所以儿童的视力并未受到影响，远视会完全被调节力所掩盖。但儿童过度使用眼睫肌调节力很可能会引致内斜视，若未能及早纠正，儿童的视力会受到严重影响，甚至导致弱视。

（四）近视

近视与远视刚好相反，即影像投射在视网膜前，导致视网膜上影像模糊不清。近视常见成因为：先天性近视、眼球生长过长或眼角膜弧度过弯、不正确阅读姿势、过多近距离工作、视觉系统受压迫、照明不足等。

三、眼睛对明暗的调适

人类视觉系统主要的感觉器官是眼睛。眼睛接收光，其构造与照相机非常类似，包括控制进入光量、使光折射对焦及呈现外部影像等功能（见表7-2）。

表7-2　眼睛功能与相机之类比

眼睛构件	功　能	相机构件
眼皮	保护眼睛	镜头盖
巩膜	眼白，支撑眼珠	机身
角膜	保护、滋润眼珠	护镜
水晶体	对焦	镜头
虹膜	收缩、扩张瞳孔	光圈
瞳孔	控制进入光量	快门
视网膜	成像	底片

（一）视野（visual field）

眼睛所能看到的区域称为视野。视网膜中央的小窝是感光细胞高度集中的区域，提供细部视觉及辨色力，一般对物体对焦仅在小孔成像，称为小窝视觉（foveal vision），仅占视野中央约2°的极小区域，故眼睛须不停移动以便对焦不同细部。整个视野范围涵盖左、右共180°（双眼重叠的区域为120°），中央视线范围为往上60°、往下70°区域。最有效的视力范围在中央30°视角内，此区域可提供清楚的视觉影像与色彩信息，越往视野周边就越不精确，主要借助对明暗强度的反应辨识视觉线索，周边视觉仅供视者维持一般方向感与空间动态活动的察觉。

（二）视觉调适

眼睛能够因应视觉目标物及环境的变化进行不同程度的调整，以提供最佳的视觉功效（visual performance）。眼球除了能上下左右移动外，还包括对远近距离物体对焦及适应明暗环境的功能。

1.调节

调节为眼睛对远近物体对焦的过程，借晶状体形状上的改变以调整对焦的距离。所观看的物体越近，晶状体就越鼓胀；物体越远，晶状体就越扁平。一般近视或远视的矫正，即利用凸透镜或凹透镜补足晶状体无法达成的变形程度，以提供清楚的视觉。

2.适应（adaptation）

人眼所能看见的亮度范围极广，不同照明程度的转换，涉及眼睛视觉系统的调适，包括瞳孔大小与网膜敏感度的调整。瞳孔遇强光收缩，在暗处则放大，此改变亦包括视网膜上视杆体与视锥体细胞的视觉交替，因此明暗环境的转换，在适应过程中会有暂时的视能减退现象，直到适应完成，视能即大幅改善。

亮适应（light adaptation）：明亮环境的视觉适应称为亮适应。例如由暗处走进亮处时，会有瞬间的眩光感受，通常占千分之一秒或数秒的时间，完全的亮适应通常需要2分钟。

暗适应（dark adaptation）：黑暗环境的适应称为暗适应。例如由亮处走入暗处，暗适应过程较为缓慢，时间长短视明暗两处的亮度差异而定，完全的暗适应可长达20分钟甚至1小时。暗适应运用于照明环境的设计，最明显的例子即隧道的照明安排，一般会在隧道两端配置较多的灯具，以衔接隧道外，特别是白昼的高亮度，使明暗环境的转换有缓冲时间。灯具密度配合暗适应，往隧道中央递减还可节约能源。其他空间特别是由明亮的户外走进如戏院、地下室等较暗的室内环境，照明设计应对此视觉适应问题详加考量，否则易产生使用上的危险。在眼睛的暗适应期，加红色光可刺激视锥体细胞作用，缩短适应时间，红色灯光亦常用作暗房或视力检查的辅助照明。

3.疲劳（fatigue）

看近处时，晶状体鼓胀，看远变扁；遇亮瞳孔收缩，遇暗扩张。眼睛的远近调节或明暗调整变换频率过高，易造成眼睛疲劳，导致视觉效能的减退，降低视力。

四、环境的照明评估

了解学生在工作或居家环境中的照明情况是重要的，环境的照明评估是指评估在不同工作下所需的照明。照明环境除情境要求外，一般都要求具有平均水平的照度。

光通量（luminous flux, Φ）是指光源在单位时间内所发出的光量总和，代表光源本身发光的能力。流明（lumen, lm）是用来测量一个光源的数量或强度的单位。在特定方向内所放射的可见光辐射的强度称之为光强度（luminous intensity），即一个特定的角度内光源或是照明器具所发出的光通量，即发光强度。光强度的单位是坎德拉（candela, Cd），光源照射在被照射物体单位面积上的光通量即照度（illuminance），其单位是勒克斯（lx）。光通量法（lumen method）亦称光束法或流明法，一般应用在直接照明系统，照明评估中可用来计算空间中的平均照度值。

在做环境照明评估时，个别差异是一个必须考虑的因素，每一位学生在不同的场所，因其不同的使用目的，均有其合适的照度来配合实际需求。例如一般办公室的照度约为 300 lx，有阅读需求时则可利用台灯作为局部照明，以达到所需的照度 500 lx。如果照度太低时，容易导致眼睛疲劳，照度过量则会让学生感觉光线刺眼，产生畏光情形，并造成电力的浪费。学校教室照明通常因为刺眼的眩光、闪烁的光线及照度不足等因素，造成视力衰退或损害，并影响学生的学习意愿。照明的常见问题包括眩光、闪烁或照度不足等。通常学校教室的照明设计是为了可以让学生迅速辨识出书本、笔记本及黑板上的文字及图形，并在书写时可以在舒适的光照度中进行，以提高学习的效果，同时确保眼睛的健康。

如果有合宜的环境照明评估，就可以改善不良的视觉环境。就生理层面来说，不良的照明环境会造成视觉器官上的问题，例如，近视加深、散光度数增加，这通常是过强、过弱的光线或眩光所造成的。如果教室中采用不适宜的光源，也可能会导致注意力不集中，精神涣散而使身体不适，如头痛、眼睛痛、头脑昏沉等问题。同理可知，良好的教室照明环境可提升学生的学习专注力，也只有在良好的照明环境中，才能提高学生的学习效果。

五、照明设备

大多数的视障医疗中心要求使用近距离工作的灯光，如白光冷却遮护式灯泡或高亮度灯泡。白光冷却遮护式灯泡是最佳的选择，因为光线的照射经过这样的冷却遮护作用转变成较低热度的光线。

选择白光冷却遮护式灯泡需要注意它的壳是可冷却的，两层的隔层设计是因为近距离工作需要眼睛和灯泡很贴近。近距离工作时，灯泡通常摆放在视力较佳的眼睛旁。灯座的阴影和使用者的眼睛有一定的距离，除非是突出的巨大阴影投射在纸面上，或者光线的照明度需要很近距离时，才需调整。

高强度的灯泡产生的彩色光线可能会影响部分使用者。如果这样，这些灯泡就不能发挥它们应有的照明效果。

荧光灯泡所产生的闪烁光线可能会影响看同一个物体时的亮度（如果只单独使用一管荧光灯泡）。如果用两管荧光灯泡同时照射同一物体时，那这样的顾虑即可消除。使用者的情绪可能会受闪烁荧光灯的干扰（红色或粉红色色调），导致周边的视网膜松懈。

荧光灯泡可能会有噪声的产生和比较难调整光线来源的问题。除非是不得已的状况，不然尽量不予选择。然而，新一代的荧光灯泡可以混合光谱，使之产生适宜的光线，而且较之旧型的灯管，更有蓝光与绿光两种新的选择。

六、照明的辅助——以低视力学生为例

弱视是视觉障碍的一种，系指仍能利用视觉查阅印刷文字并接受教育，但须通过特殊辅视器材（如放大镜、大字体教材）来协助学习者（刘佑星，1989）。弱视学生最重要的学习需求，是阅读能力的增强，通过特殊辅视器材，让学生在良好的学习环境专心地学习。

张胜成（1994）认为，照明是最重要的因素之一，光线不足之下，纵使有很好的视力也不见得能看得很轻松及有效率。虽然教室的适当照明已有明文规定，但是弱视者的教育更应该注意照明。照明在弱视教育教室内最低应保持 500 ~ 700 lx 的照度。

以课堂学习为例，若单单增加照明的亮度，对于提升阅读效果，是相当有限的，必须配合相关的辅视器材，正确地使用器材，才能有效提升弱视学生阅读能力。以下就各类的辅视器材，做简单介绍。

（一）放大文字

张胜成（1994）认为，放大教材对很多的弱视儿童非常有效。但是有些强度弱视儿童尚需弱视镜片或电视型教材等扩大影像设备的辅助才能够阅读，

有些轻度弱视者并不一定要放大的教材。小学低年级的教科书字体较大，故没有必要放大，但是中高年级的教科书因字体逐渐变小了，所以可能需要放大。如果文字放大的话，有可能印刷得不清晰，纸质和文字颜色的对比可能不清楚，那么就不容易阅读了。所以教材制作时应详加考虑此类问题。有一些复印机有放大的功能，制作放大教材就显得很方便。但是教材放大数倍时，需要放大若干次，那么有些字体可能无法印得很清晰，行间距离过宽，反而不宜阅读。

（二）光学辅视器材

光学辅视器材系利用光学的反射、折射与衍射等原理，以凹凸面镜或透镜放大物像的辅视器材，可以依看近或看远的需要加以提供。此类辅视器材又可分为三类（刘佑星，1989）。

第一类为手持型放大镜与望远镜，使用时以手操作调整焦距来阅读。普通手持型放大镜的放大倍率不高，原则上应有 3 倍以上的放大功能且附有照明设备者较佳；手持型望远镜有单眼镜与双眼镜之分，由于一般弱视学生两眼视力相差很大，以使用单眼镜型较适用。

第二类为桌上型放大镜，使用时先将读物固定于桌上，再将放大镜放置于读物上，以手移动放大镜阅读。此类放大镜有些焦距是固定的，有些可调整焦距。透镜的形状有圆形、方形或长条形，透镜周围或镶有支架或为直立式筒状脚架。原则上以长方形、条状、透镜面积较大、附有照明设备且放大倍率有 3 倍以上者较佳。此类放大镜如配合有倾斜度的桌面，阅读时可保持端正的姿势，且透镜面积较大者可减少透镜的移动次数，减少眼睛疲劳。

第三类为配挂型放大镜与望远镜，使用时先将放大镜或望远镜配挂于眼球之前，调整焦距，再阅读读物或远望前方。此类放大镜或望远镜有眼镜型的，亦有用夹子夹上如钟表匠所用的高倍率放大镜与望远镜。原则上以单眼镜型较佳，一方面配合弱视学生两眼视力的差距，一方面减少鼻梁的负重。

（三）利用弱视镜片等辅助器材

弱视镜片是弱视学生于学习情境与日常生活中，为了扩大拟观看的目的物所用的光学器具的总称，包含一般的放大镜、单管望远镜、双管望远镜等。

所以弱视儿童所使用的弱视镜片有很多种类，必须教弱视儿童选用最适合他们自己的。同时教师必须具备弱视镜片的知识及使用的方法。弱视镜片大致可以分成远用弱视镜片和近用弱视镜片。远用弱视镜片通常用于眼前两三米至无限远的目的物，远用弱视镜片的手持型可分为单管望远镜与双管望远镜，以及眼镜型。但实际上，弱视儿童中很多是无法两眼同时看，所以无法使用双管望远镜。眼镜型大部分只有放大 2 ~ 4 倍而已，适合轻度弱视者，所以远用弱视镜片以单管望远镜最为适合弱视儿童使用，只是单管望远镜的倍率、视界、对焦的操作方法、外观有很多种，应该让弱视儿童来选择适合的单管望远镜（张胜成，1994）。

近用弱视镜片是为了看距离 25 cm 以内，即手上的小物品、文字而用，大致可分为手持型、眼镜型、桌上型三种形式，各有其特色，所以教师可教导弱视儿童依使用目的来选择。手持型用来阅读字典或报纸等较小的文字；眼镜型则用来长时间阅读或书写；而桌上型因不用对焦且操作简单，但倍率较低，适合轻度弱视儿童阅读比较大的文字时来使用（张胜成，1994）。

使用弱视镜片时，刚开始就用高倍率的镜片来阅读，将会觉得很吃力，所以应教弱视儿童使用低倍率的镜片，弱视儿童尚未对弱视镜片有抗拒感之时始让其在学习与日常生活中很自然地使用（张胜成，1994）。

（四）非光学辅助器材

弱视学生用的非光学辅视器材，包括灯具（电灯、台灯、手电筒等）、桌面可调整倾斜度的课桌（阅读时调整至 60°，书写调整为 10° ~ 15°）、滤光镜、色笔、大字体读物、太阳眼镜、减光器、书写引导框架、阅读架及签字粗笔等，（刘佑星，1989；毛连塭，1971）此类器材可有效协助弱视学生阅读或书写，但常由于疏忽其重要性而未能充分提供给弱视学生使用（刘佑星，1989）。

（五）电子辅视器材

弱视学生用电子辅视器材包括透明与不透明投射器材（如幻灯机、微缩胶片阅读机、投影机、实物投影机等）以及有线电视器材（如录放机、电子放大阅读机等）。此类器材体积较大，较精密，也较昂贵，但亦可提供弱视学生相当的协助（刘佑星，1989）。张胜成（1994）认为，电视型放大阅读机对弱视儿童来说是一种非常有效的读书辅助器材。这种读书机是把读书材料放在可移动式的资料台上，以照相机摄取文字并放大之，并在电视机的画面上显示出来。虽然体积很大且不便宜，但放大倍率为 4 ~ 20 倍，可以自由选择；而且电视画面能见的范围很广，画面的亮度、对比都可自由调整，黑白反转的机能可让对亮度较敏感的弱视儿童有效使用。

七、户外环境灯光的评估

对于一些外表损伤的个案（视障儿童）来说，在他们的大部分日常生活工作中，户外的光线通常是足够的，但有几个很重要的方面必须注意。

① 这些视障儿对于强光的反应（直接或反射动作）。

② 个人抵挡户外过度强光的技巧。

③ 事物的明暗对比，造成他们无法辨别环境的危险。

④ 不管是微亮或微暗的灯光，对于个人的视觉功能影响是相同的。

对于照看低视力孩子的指导员来说，评估个人对于强光的反应，将可以帮助他界定是否要去控制户外环境的光线。

小技巧：

① 尽量选择西晒的环境（因为可以避免阳光直射且反射后的光线较温和，也较充足）。

② 交替转动眼睛（让眼睛休息）。

③ 尽量避免直视水平线（此时可将眼睛闭紧）。

④ 利用测量光线的仪器得知户外环境的光线强度，并同时评估个案的反应，以这两项结果作为选择太阳眼镜的依据。

附注：

1. 若个案在低亮度的环境中，比在高亮度的环境里反应更快速或辨别视野更准确的话，则指导者必须更小心地注意此个案是否有视锥体细胞机能失调或视觉范围的漏失。

2. 对于一些低视觉功能的个案在做定向移动评估时，户外光线强度的测量是最容易获得的资料。

第八章　功能性视觉训练活动设计

活动设计 1

目标：学习者能注意到近距离的人移动的方向。

视觉任务：持续注视移动的工作人员。

材料：聚光灯手电筒；穿着明暗颜色相间的衣服，像是横条纹、直条纹、棋盘状上衣或任何适合样式的上衣。

活动步骤：

在一个半阴暗的房间，使学习者坐在舒适的椅子上，在另外一端打开手电筒对准其肩膀的位置，说："看！有人正在走动，当她走动时看着她。"让工作人员在离学习者 3 步的距离左右移动，观察学习者观看工作人员时，头和眼睛的位置及姿势。关掉手电筒，重复以上步骤。此时工作人员需走得稍微快一些，并站在学习者 4 ~ 5 步的距离左右走动，观察学习者能否只用眼睛观察或需要摆动头部，记录其反应。

操作建议：

① 可试试正常的灯光环境，并重复以上步骤，观察学习者反应。

② 工作人员也可穿着素色衣服并拿着玩偶或有着黑白颜色的大幅图像。

活动设计 2

目标：学习者必须将视线固定在手的方向。

视觉任务：凝视手。

道具：灯光。

活动步骤：

确定学习者保持清醒且处于舒适的状态。用讲话、制造声音或其他刺激来提高清醒指数。工作人员在一面墙前，面对学习者，并让灯光自学习者头顶往左肩或右肩移动。将黄色或红色的手套放在工作人员手上，在学习者的面前慢慢移动，并且重复说："看着我的手。"将黄色或红色的手套放在学习者的手上。握住学习者的前臂，将他的手移动到他的脸庞前，停留数秒并重复说："看着你的手。"记录学习者的视线能够停留多久（2秒，3秒，4秒，5秒）。

操作建议：

① 如果学习者对于定位手的位置有困难，铃铛或其他声音也许有助于将他的注意力拉回到物品上。

② 将任何有趣的物品，如闪烁的玩具放在学习者的手上，也许会有助于保持他的注意力。

③ 如果学习者只对"手"匆匆一瞥，重复这些步骤，直到他的视线能固着 1 ~ 3 秒。

④ 凝视的动作确立以后，将手或物品渐渐远离他的脸，可以加强凝视行为。

活动设计 3

活动目标：学习者的眼睛可以维持注视那些常见的彩色物体 3 秒钟。

视觉任务：让眼睛能维持注视（物体）。

活动所需设备：色彩缤纷而且图样是学习者喜欢的那些常见的物品。

活动步骤：

① 让学习者坐在背向窗户的地方（或在学习者背后打开灯），并且学习者面向空白的墙，然后将那些彩色图样的物体放置在距学习者前方 1.5 ~ 2 米处，接着说："当我移动物体时，请继续注视该物体。"并将物体移动 3 ~ 4 米。

② 重复步骤①，这次要换别的物体实施，第一次先将物体放置 3 ~ 4 米处，接着请学习者继续注视着并且将物体移动 4.5 ~ 5 米处。

③ 只要学习者还能维持专注地看着物体，就继续换不同的物品实施活动。

操作建议：

① 根据学习者的视野范围，物体可放置在任意位置。测试时，可以留意学习者在注视物体时，是否会将他的头转向某些特定角度。

② 利用聚光灯、手电筒或信号灯，能帮助某些学习者将注意力放在物体上。

③ 可要求学习者去触碰物体以确保学习者眼睛是维持注视在物体上。

④ 有些学习者能够注视着物体的图片，而那些图片是投影在超过头顶的距离。

⑤ 对某些学习者来说适合用灯箱，灯箱里头放置各式各样的照片，能帮助学习者注视在照片上。

活动设计 4

活动目标：学习者必须对视觉物品有所反应。

活动所需设备：小尺寸的球，沙滩球、篮球、足球、垒球、高尔夫球。

活动步骤：

① 拿着球靠近学习者，并说："当你看到我拿东西时告诉我。"

（学习者可能用手指，通过表情或发出声音来表示）

② 运用各式各样的球重复步骤①，并记录学习者每一次的反应。

操作建议：

①让学习者在房间里走动，要他在听到物品的名称时指向那样物品。

②注意学习者可以察觉物品的距离。

③注意一些指或比划的动作，是可以跟日常生活相结合的，如吃饭。

活 动 设 计 5

目标：学习者可以碰触到距离 15 ~ 30 cm 的目标物。

视觉任务：注视目标物及伸手碰触。

所需物品：适当尺寸的彩色球，可携带或挂在墙上的镜子，其他有趣的彩色物品，如杯子、牙刷或毛巾。

活动步骤：

拿着球面对学习者，球距离脸部15 ~ 20 cm，并要求学习者碰球，向左右、额头、胸口的方向移动球，同时逐渐增加球与脸部的距离，选择其他有趣的彩色物品（如玩具），重复上述步骤且记录距离。

让学习者坐在大镜子前面，拿着球站在学习者后，让镜子能反映球的位置，要求学习者碰镜子里的球（如需要，引导学习者用手臂去触碰镜子）。重复多次，直到学习者可独立碰到镜子中的球。

操作建议：

为了吸引学习者对镜子的注意，可用黄色或红色的布覆盖镜子并迅速移开布，让球或物品可以显示出来。如果学习者成功触碰物品，可以试着要求触碰指导者的脸部或头部，如鼻子或头发等。如果适当的话，学习者可以坐在镜子前且要求其触碰镜子中自己的鼻子（或脸的其他部位），也可以逐渐增加与镜子间的距离以鼓励学习者多看镜子，强化专注力。

活动设计 6

目的：学习者会动身前往标的物。

视觉任务：注视和移动到标的物。

材料：先前用过的那些学习者熟悉的物体。

活动步骤：

① 在一个微暗的房间里，用聚光灯或手电筒聚焦在一个距离学习者 4 ~ 6 米的熟悉物体上。请学习者指着物体，并问他们："你可以走到光线那里吗？"（学习者可以用各种动作，爬过去、匍匐前进、溜过去或是尾随）

② 如果学习者坐轮椅，那么在学习者前往物体时给他点帮助。

③ 重复步骤①，用学习者熟悉的各种不同物体，并适当逐渐增加距离。

④ 增加房里的光线并重复步骤① 和② 。

操作建议：

① 如果学习者用各种手段移动，放置学习者熟悉的物体在房内的不同位置。

② 声音提示可以在最开始的时候使用，然后不给提示。

③ 逐渐增加距离和光线，然后对个别的学习者适当移除聚光灯或手电筒。

④ 开始用名字标注各物体来加强学习者识字能力。

⑤ 鼓励个别学习者去指认和标记点心食物。

活动设计 7

活动目标：学习者可以从注视一道光到注视其他的光。

视觉任务：转移视线。

活动所需设备：2 支小手电筒，任何新奇的光（只要合适就好）。

活动步骤：

① 在一个半暗的房间里，指导者坐在学习者前方约 70 cm 处，双手各持

一支小手电筒在学习者眼睛高度的位置，打开左手握的小手电筒，如果学习者没有注视光，就跟他说"看着光"，悄悄地关掉左手的光，同时打开右手的光，如果学习者没有注视光就跟他说"看着光"。

② 如果学习者对静止的光没有反应，依照圆形的图案平缓地移动光线。如果学习者在 70 cm 的距离没有反应，移动到 35 cm 处甚至更少（如必要的话，帮助学习者往前移动）。

③ 学习者对左右两个位置的小手电筒都有反应后，重复步骤① 及步骤②。

小手电筒可以握在以下几个位置：指导者的右手在他自己的下巴的高度，左手在胃的高度（垂直改变）；指导者的右手放在右耳边，左手放在臀部旁边（对角线改变）。

④ 重复上述步骤，直到学习者表现出视线可以转移到不同位置的迹象。

操作建议：

① 对于某些学习者，或许适合一开始在昏黑的房间用 APH 的灯箱并交替地放置红色和黄色醋酸酯纸片在箱子的左右两侧。

② 来自灯箱材料的两种不同的图片可以并排放置，鼓励学习者视线从一个移转到其他（如果必要可使用口头提示）。

③ 如果学习者显示出对任何特别的光源有截然不同的表现，把这个信息记录下来，当作未来的动机提示。

④ 某些学习者可能对新奇的、有卡通角色或季节主题的光感兴趣。

活动设计 8

活动目标：学习者移动及寻找光源。

视觉任务：以视觉搜寻光。

活动所需设备：手电筒、小手电筒、各式各样的玩具、器具。

活动步骤：

① 让学习者坐在离空白墙壁 3 ~ 4 米处，并给他已经打开了的手电筒，说：

"寻找墙上的亮光，你能指出它吗？"必要时可以协助学习者指出光点所在。然后，帮助学习者缓慢地上下移动光点，接着从一边移向另一边，并且学习者要看着它移动。

② 重复步骤① 并鼓励学习者将光点移向天花板或房间的其他处，并要时刻发现光点所在。

③ 如果可行，可以换成小手电筒并重复上述步骤。

操作建议：

① 开始让房里的光线稍微变暗是可以的，但应该慢慢地恢复光线。

② 面对活动力不足的学习者，可以将他所喜爱的玩具、拼图等藏在桌椅下，要求学习者以手电筒的光找到并照亮它，如果他们正确地照亮那个物体，则学习者可以重新获得它。

③ 如果适当，可以用产生物体距离感的镁光灯增加远度。

活动设计 9

活动目标：学习者模仿操作者用手电筒画出来的图形。

活动所需设备：两支手电筒、两只笔状手电筒。

活动步骤：

① 关上灯使房间全暗，接着在空白墙壁的对面放置一个有趣的物体（如鲜艳颜色的物体）。

② 把学习者带进房间，并且指示他找到光线所在以及指出物体位置。

③ 把学习者带到另一个墙面，再用手电筒在墙上比画出一直线的图形，且告知他"看光移动的位置，我在墙上画了一条线"。接着把手电筒交至他手上说："现在换你画出和我一样的线。"

④ 重复③ 动作，图形则由左右的横向直线改为上下的垂直直线，再换成圆圈状。

活动设计 10

活动目标：学习者在视觉上跟随移动的光源。

活动所需设备：手电筒、发条玩具。

活动步骤：

① 学习者背对墙站或坐，且在面对辅导员 70 cm 远的半黑房间，将手电筒拿到学习者右边较远的地方，打开手电筒并请学习者看着它。如果学习者一开始很难找到光源就慢慢移动它或一直开启和关闭手电筒直到学习者可以注视它。接着，慢慢移动光源到学习者的另一边，同时说："在我移动的时候要把目光持续注视在光线上。"

② 重复步骤①，将光源由臀部到额头，垂直移动，从右肩膀到左膝或反过来，成对角线移动。

③ 重复做前面的动作直到学习者可以在至少 70 cm 远的位置持续跟随光源。

④ 桌上放一个发条玩具在学习者面前的桌上，并让发条玩具在桌上来回走动，同时鼓励学习者看着它来回走动。

活动设计 11

目标：学习者会伸手去拿物体并用和不用一个放大镜来观察物体。

任务：观察物体。

材料：立式放大镜，手持型放大镜（如果合适），学习者表现出来有兴趣的各式各样物体。

活动步骤：

① 先让学习者伸手抓取他们感兴趣的物体，并将物体靠近脸观察它。

② 在学习者面前的桌子上，放置立式的放大镜，和步骤① 中一样放置一个物体在镜子前，然后说："通过镜子看着 ___。看它们有多大。"

③ 重复步骤②，可用各式各样更小的物体，例如：玩具、植物等。

④ 画简单的东西如一个笑脸或图案，并放置在放大镜下给学习者观察，继续用各式各样的东西进行活动，只要学习者表现出兴趣。

活动设计 12

活动目标：学习者定位指定物后，抓到它并将它移动至指定位置。

视觉任务：定位指定物并且改变它的位置。

器材：容易抓握和放置的物体，且物体具有与众不同的特色（如棒子、积木、杯子、瓶子、塑胶玩具等）。

活动步骤：

① 让学习者坐于桌子前，桌上有学习者熟悉的物体 （确认物体和桌子在外观上有强烈对比，易于分辨）之后说："给我 ＿＿＿＿＿（物品）。"

② 在学习者放开指定物后，指导者再还给他并说："把它放回桌子上。"（如果必要的话，给予肢体协助）

③ 协助学习者到玩偶架前方，并请他选一个玩偶拿起来。再请他将玩偶放至不一样的玩偶架上或同一玩偶架上的另一处。

④ 学习者选择另一个玩偶，拿起来后，协助她拿着玩偶到游戏中心。

活动设计 13

活动目标：学习者可以靠视觉定位物体并移动到那里。

视觉任务：以视觉选择并移动到遥远的物体处。

活动所需设备：一个房间，内有数样体积大且亮色的物体（学习者曾见过的），包括广告灯箱。

活动步骤：

① 使房间灯光昏暗。以聚光灯为目标，请学习者指出光的方向，并请他移动到光源处（可以用爬、快走、滚、走，或使用轮椅等工具）。

② 在聚光灯下 1 ～ 2 米远的地方放置彩球，请学习者找到球并指向它。再请他移动并触摸球。

③ 通过不同的学习者已熟知的物体，让学习者找到并放置到不同地方。重复步骤②，并逐渐增加物体与学习者间的距离。

操作建议：

① 若学习者无法定位聚光灯，可以将灯开关数次。必要的时候，可使用彩色光。

② 使用已知的物体时，按照学习者的成效，依序从大的物体到小的物体，且从近距离到远距离。

③ 如果适当，可以不用聚光灯并在户外尝试此活动，汽车、邮箱等可以作为物体。

④ 如果可能且适当，这个测试需要每天执行，如移动到桌边拿零食，移动到洗脸盆处或电脑那里等。

活动设计 14

活动目标：学习者用手脚或其他部位移动物品，并注视其移动。

视觉任务：在移动物体时维持注视。

活动所需设备：彩色亮系的大、中、小球，槌子、棒子或棍子。

活动步骤：

① 让学习者固定不动，把手放在胃部前面并且用垫子或卷起的毛巾托好，让手可以自由移动。将小球（或其他里面有铃铛的小玩具）放在手可触及的地方。学习者推或打小球让它移动。

② 其他人鼓励学习者打或敲小球并且给予口头上的赞美。

③ 可移动的学习者坐在地板上并且离指导者 1 ～ 1.5 米远。

④ 推大球给学习者然后说："看，球朝你来了。快！现在把它推给我。"

⑤ 给站着的学习者一根棍子，然后放一个小球或中等大小的彩色球在他前面，接着说："用 ___ 推或敲那个球。"然后让该名学习者注视球的滚动轨迹。

活动设计 15

活动目标：学习者会使球滚动，能看着球并使之移动。

视觉任务：对物体保持视觉上的接触，且能移动物体。

活动所需设备：够长或够宽的桌子，中等尺寸的球，带动气氛的玩具。

活动步骤：

① 让学习者坐在指导者的对面，中间隔着桌子，把球朝着学习者滚过去，同时说："看着那颗球，它朝着你滚去了，把它握住。"

② 重复步骤①，让学习者坐在桌子的一端，而指导者在另一端。

③ 让学习者坐在地板上，指导者在学习者对面距离 2.5 ~ 4 米处。把球给学习者并且说："轻轻地把球朝着我推过来。当球滚动时，试着使你的眼睛持续地盯着球。"当球停止滚动时，说："过来把球拿起来。"

④ 选择一个能带动气氛且是学习者最喜欢的玩具。重复步骤① ② ③，此时不再使用球而是使用玩具。

操作建议：

① 如果学习者的视觉范围及应答能力允许，可以逐渐在较远的距离做重复的活动步骤。

② 若发现学习者对于滚或丢掷球很困难，可能在最开始的时候便需要提供适当的指导或协助。

③ 各式各样颜色和特征显著的球，可能对一些学习者比较有吸引力。

④ 对一些学习者而言，在先前的活动有成功的经验并获得奖励之后，再来要求学习者丢掷球可能会比较适当。

活动设计 16

活动目的：建立以及强化手眼协调，让学生能自己认识、区别及操作物品。

任务：模仿老师的头、手和身体动作。

方法：让学生模仿老师动作。

需要：一位老师（必要时还需一位助手）。

活动步骤：

① 让学生面对老师（两者相距约 30 cm），请他和老师做一样的动作。头先往上及往下摆，接着往左往右摆。如果学生无法自主移动头部，则请助手帮忙。

② 重复步骤① 头部的动作，接着加上双手动作。先挥动一只手，另一只手则握拳，掌心朝下，然后张开拳头，慢慢伸展手指。

③ 重复步骤① 的头部动作，然后将一只手举过头，紧接着举起另一只手，最后将双手在胸前交叉。

操作建议：

① 如果学生头部无法自主移动，老师可以将动作换成将头上的沙包摇下去。

② 老师的示范和指导是必要的，然后试着减少次数。

③ 有些学生需要教师背对黑色墙壁，并加上聚光灯的配合，才能看得比较清楚。

④ 学习能力佳的学生进步很快，会自己做出指物、拍手等日常生活动作。

⑤ 有些学习者可以利用人偶模型表现老师的动作。

活动设计 17

目标：学生会画出随机涂鸦的符号，在两粗线之间做标记。

视觉任务：会自己观察不同符号。

所需材料：黑板、粗粉笔、画架或书架、报纸、水彩用具、黑色粗芯签字笔、白纸。

活动步骤：

① 教师和学生站在黑板前（若学生不能站则将椅子或轮椅推置在黑板前），给学生白色或黄色粉笔，并指示说："画些符号在黑板上。看！你看得到它们吗？摸摸它们吧。"

② 学生在挂上报纸的书架前，拿着签字笔重复步骤①。

③ 让学生坐在有白纸和签字笔的桌子前，并重复步骤①。

④ 学生回到黑板前，老师画出两条垂直或水平的直线（20～25 cm 长），两条线间至少距离 10 cm，然后对学生说："手指头放在两条线之间，然后在两条线之间做标记。"

操作建议：

① 对于一些学生，老师需要操纵他的手才能画出符号。

② 假如学生没办法用粉笔，可以用奇异笔在涂了醋酸盐的灯箱上（会化开），或老师画线，学生试着用眼睛跟着老师的动作。

③ 一些学生则需要直接的照明，例如台灯。

④ 老师的指令可以化为更易懂的说法（适合学习者的认知程度），或以有趣的方法引导学生。

⑤ 易握的粉笔（或蜡笔）或装有握笔器的笔，对有些学生较方便。

⑥ 一些学生在开始需要"可以触摸的线条"，例如，胶水、毛毡和砂纸等材质构成的线条。

活动设计 18

活动目的：学习者将看到两条线及移动在它们（两线）之间的物体。

活动所需工具：玩具车、光箱、黑色马克笔、细胶带，细胶带可用黄色/黑色/任何鲜艳颜色（三选一）。

活动步骤：

① 放醋酸盐在灯箱上，用黑色马克笔画两条平行的线，协助学习者描绘，并将手放于这两线之间。

② 在桌上贴两条间隔 30 cm 长的胶带，要求学习者在两条线之间去移动他的手，然后给学习者一台玩具车，并说："请移动玩具车在两条线之间，不可压到线。"

③ 对于可移动的学习者，贴 1～2 米长的亮/暗色胶带在暗/亮色地板上，注意地板上的线，请学习者行走在这些胶带内，不可压到线走到终点。如果

学习者站着看不到线，可以爬。

活动设计 19

活动目标：学习者能够把大的物体丢进宽的孔，把小的物体丢进窄的孔。

活动所需设备：开口直径 1~1.5 米的容器（如洗衣篮）、开口直径 0.1~0.25 米的容器（果酱罐）、衣服、手掌大小的物体、中到小尺寸的物体。

活动步骤：

① 把洗衣篮放在学习者的旁边，然后把衣服放在学习者的大腿上，跟他说："注意看我怎么做。"接着把袜子丢进篮子里，然后说，"现在你拿起东西把它们丢进篮子里，试着不要碰到篮子的边缘。"

② 重复步骤①，要求学习者把一团纸丢进回收篮，然后把小球丢进水桶，这些动作也不让碰到容器的边缘。

③ 放置数个积木、圆盘状的木制珠子、一袋弹珠在桌子上，接着放置小的篮子、果酱罐还有罐头盒在学习者的面前并且说："选一样东西，然后把它们丢进篮子里，不要碰到篮子，然后选一样东西丢进果酱罐里，一样也不能碰到果酱罐。最后选一样东西丢进罐头盒里。"

活动设计 20

活动目标：学习者能够放物件在其他人或娃娃身上。

视觉任务：观察和模仿放置的物件。

道具：2 个布娃娃，2 顶帽子，2 双鞋子，围巾、项链、戒指等。

活动步骤：

① 把没有戴帽子的布娃娃拿给学习者看，并说："看这个布娃娃。"

② 和学习者讨论布娃娃身上不同的衣物，拿起另一个布娃娃，将帽子戴在它头上，并说："现在像我一样把帽子戴在你的布娃娃头上。"

③ 重复活动①，物件换成鞋子。

④ 拿起帽子对学习者说："看着这顶帽子。"和学习者讲述帽子的特色，

然后说，"把这顶帽子戴在我身上"。

⑤ 重复活动③，物件换成围巾、项链和戒指。

操作建议：

① 如果有些学习者不适合用布娃娃，可以把物品放在其他人身上来做示范。

② 有些学习者需要一些肢体上的协助，以帮助他们放置物件在布娃娃或协助者的身上。

③ 如果可以，把一些物件放在桌上，然后让学习者选择一样物件，让他把物件放在指导者身上正确的位置。

④ 如果学习者希望，布娃娃也可以替换成大的泰迪熊。

⑤ 也可以选择其他的方法，像是强调身体部位的概念，告诉他怎么"戴上"和"取下"，还有物品的名称。

活动设计 21

目标：学习者将适合的物件放一起，如盖子、罐子、箱子。

视觉任务：观察物体的位置和大小的相互关系。

材料：不同的相匹配尺寸的罐子和瓶子的盖子；罐子和箱子的尺寸逐渐减小便于放入。

活动步骤：

放置一个大罐子/箱子和一个小罐子/箱子在学习者面前的桌子上，说："指向最大的罐子/箱子。现在指向最小的罐子/箱子。把小罐子/箱子放到大罐子/箱子里。"（如果有必要给予肢体协助）转动罐子/箱子，把它们倒过来，说，"把大罐子/箱子放在小罐子/箱子上"。移开大罐子/箱子，放在小罐子/箱子旁边说，"把小罐子/箱子放在大罐子/箱子的顶部"。分散三个盖子在托盘上同时放一个瓶子在托盘上，说，"指向适合这个瓶子的盖子。现在把盖子盖到瓶子上"。

如果有必要时可重复，直到正确的盖子被选择。把几个（3个或者更多）适合的罐子/瓶子和盖子放在托盘上，说："把盖子放在罐子/瓶子上，所以它们都适合了。"

操作建议：

① 对于一些学习者，可能需要用彩色胶带在罐子／瓶子的顶部做装饰。

② 如果学习者需要感受罐子的开口和顶部，以确定使用哪个顶部，在开始前允许试一试。

③ 进阶的学习者能够用几个罐子／箱子建立一个塔。

④ 盖子用胶水附上旋钮（或瓶塞）可以帮助学习者动作问题。

⑤ 商购嵌套块、杯子、堆栈环等，可能会帮助某些学习者。

⑥ 进阶的学习者能够根据硬币的大小排序，以作为学习变革的一部分。

活动设计 22

活动步骤：

① 让学生观看，在黑板上画出两个大点并相隔约 7.5 cm 的距离，然后画一条水平线在两个大点之间。隔一段距离，再画两个更大的点，拿尺子放在它们之间，并且将粉笔拿给学生，说："你用尺在两个点之间画一条线，就像我画的一样。现在画两个大点，用垂直线将它们连接。"并要求学习者在二者之间画一条线但是不能用尺。重复，逐渐增加点之间的距离到大约 15 cm。

② 指导者先画三个间隔开来的点，将它们用一条曲线连接，使它们形成一个闭合的曲线。画超过三个点并将手中的粉笔拿给学习者，说："你现在比照我那样做，就像我画的那些点之间的曲线。"

操作建议：

① 教师可能需要先稳定学习者的手臂。

② 教师可能需要重视在画出一条直线和弯曲线之间手臂运动的差异。

③ 如果合适，教师不妨用笔和报纸尝试步骤①和步骤②。

④ 学习者可以更进一步地连接点，使之形成简单的物体，如一个杯子、球、道路／人行道等。

活动设计 23

目标：学习者能清楚识别物体上的配件。

任务：能在视觉上辨别不同的物体。

所需设备：日常生活中常见的设备，比如门上的门把手、窗户上的插销、淋浴用的喷头、洗手台上的水龙头。

活动步骤：

① 和学习者坐或站在门前大约 20 cm 的距离，让门把手与视线呈水平。辅导员将手靠近把手并说："仔细地看我所指的东西，你知道这是什么吗？"

② 如果学习者无法回应时（无论是按名称或做手势），辅导员应说："这个是门的把手，我们用来转动它并开门。看你能不能转开它。"

③ 若需要时，辅导员可给予身体动作上的引导。

④ 移动到另一扇门，并对学习者说："把你的手放在门的把手上。"

⑤ 重复步骤①和步骤②，并把焦点放在洗手台上的水龙头。

⑥ 重复步骤①和步骤②，当学习者已经熟悉操作后，可以使用其他物体。

操作建议：

① 如果学习者需要辅助才能把目光放在焦点上，就使用黑白色的图案或亮色系的胶布凸显出来，或者覆盖它。

② 选择现实生活中的事物及容易看见的物体，要根据教学中的环境、设备的可用性、学习者的需求以及所能达到的程度开展训练。

③ 在可能的情况下，也可以将类似的活动设定在户外。

④ 此物体及活动能和日常生活及实际应用有所关联，会对学习者有所帮助。

活动设计 24

活动目标：学习者将在视觉线索下，指向身体各部位。

视觉策略：观察和识别人体各部位和名称。

活动所需设备：任意布娃娃。

活动步骤：

① 坐在学习者的旁边但稍微往前一点。介绍并指出自己身体各部位的名称，如手臂、脚、头、手和脚趾，一次介绍一个。然后问学习者："这是我的（身体部位）。你的在哪里？"并重复上面每一个身体部位的名称。

② 指出学习者身体的每个部位并问："这是什么部位？"

③ 不指出所说的部位，并说："请指出你的（身体部位）。"

④ 不指出部位并说："请触碰我的（身体部位）。"以不同的指令重复身体的各个部位。

⑤ 用布娃娃重复进行步骤①至步骤④。

⑥ 在指示者、学习者和布娃娃身上指出更多的身体各部位，例如：颈项、膝盖、肩膀、手腕，重复进行步骤①至步骤④。

操作建议：

① 有些学习者可进行更多的身体部位，如鼻子、眼睛、嘴巴等的练习。

② 对发展迟缓的孩子，经过数天或数个星期的训练后，这些活动会对他们构成一系列的帮助。

③ 来自 APH 非凡独特的感官刺激和目标板（如牙刷），若系上彩色的手链和铃铛，会对学习者在手、脚、手腕和脚踝的专注力有帮助。

④ 为了强化学习者的学习，可利用一些增强物，例如有"笑脸"的贴纸并贴在身体的各部位让学习者容易辨认。

⑤ 如果学习者没办法用语言表达名字或只会点头/摇头和微笑/皱眉，指示者可有弹性地调整活动内容，例如触碰手肘时问学习者："这是不是脚？"

活动设计 25

目标：学生可利用视觉辨别出熟悉的物品。

任务：在远处观察物品并可辨认出该物品。

活动所需设备：学生熟悉的任何物品并事先使用过，如衣服、布娃娃、牙刷、玩具、车、砖块、球、瓶子、吃饭的用具。

活动步骤：

① 在桌上放四个学习者熟悉的物品（一次一个），注意离学生有一定的距离，对学生说："仔细看清楚，但不能碰触它，告诉我这是什么。"

② 重复步骤①，用两个步骤①的物品，并新加两个额外的物品。这次物品离学生是步骤①中距离的一半，并对他们说："仔细看清楚，并告诉我指到的物品是什么。"

③ 重复步骤②，但是不要指出那些物品。

④ 利用不同的物品重复步骤②。

活动设计 26

目标：学习者可以表达出镜子反射的影像并模仿面部和肢体动作。

视觉任务：分辨与模仿粗大和精细的动作。

器材：与学习者等高的镜子，只看得到脸和头的小镜子。

活动步骤：

① 移动到学生的脸旁说："看我的嘴巴。"做不同的嘴部运动，如张开、闭嘴、向左右移动……并跟学生说，"让我看看你有多少种方法可以活动你的嘴巴。"

② 老师靠近学生并说："看我的眼睛（眨眼很多次）。"并跟学习者说，"和我一样眨眼。"

③ 摸学习者的眉毛，并说："活动你的眉毛。"如果学生无法移动眉毛，示范给他看，并请他再做一次。

④ 对学习者说："让我看看你开心是什么样子。"如果学习者无法回应，给他一个大大的微笑或笑给他看，并说你很开心，然后与学习者重复。

⑤ 把学习者带到空白的墙边，站在他前面并说："看着我并且做出和我一样的动作。"

⑥ 摇动你的手，举起你的肩膀，最后把手放在脸颊旁。

⑦ 将学习者移至等高的镜子（或放在桌上的小镜子）旁，然后说："看着镜子中的我，看我做了什么。"

⑧ 做出下列动作，摇头、舞动你的手、把手放在脖子上……做完一次后就和学习者说："做出你刚刚在镜子中看到的动作。"

操作建议：

① 成年人可以用胭脂、闪亮贴纸来吸引学习者。

② 要确定任务动作的名称。

③ 当使用镜子时，要让周围没有东西，不能让其他东西在镜子中反射出来，以免分散学习者注意力。

④ 如果学习者无法做出镜子中的动作，试着把光源打在镜子上让他追踪。

活动设计 27

目标：学生会通过大小分辨物体。

任务：观察物体大小差异。

教具：配合使用两类有显著大小差异的东西（如玻璃杯、盘子、碗、球、袜子、铅笔、蜡笔、书……）。

活动步骤：

① 在学生面前放四个物体（两大两小）并说："看这些东西，有些是大的有些是小的。"同时拿起一大一小并说，"这个是 ＿＿（大或小），这个是 ＿＿（小或大）。"完成后再指示，"现在，给我一个 ＿＿（大或小）的，给我一个 ＿＿＿（小或大）的。"

② 将原有四样物体再加上一大一小的物件，混合后说："仔细看，并将大的和小的分到两个篮子中（两个篮子间距要远些）。"

③ 重复操作步骤①和步骤②，并加入更多的物体。

操作建议：

① 根据学生的能力调整物体，可增加不同的物体。

② 情况较好的学生可以在教室中走动，并选择更多的物体。

③ 为了使分辨大小的概念更为实用，可将活动带入点心时间、游戏时间、

户外活动……

④ 游戏可设计成老师把物体举起并询问物体的大小差异是否够明显，而对无法口语沟通的学生可以以手势或图片代答。

活动设计 28

活动目标：学习者借由大小和长度配对物品。

视觉任务：借由大小和长度直观地配对物品。

材料：（任何具有相似材质的物品）

① 各式各样、各种颜色的积木（小型、中型）；

② 各式各样不同大小或长度的物品，像是铅笔、蜡笔等；

③ 两个相同大小的篮子。

活动步骤：

① 重复活动设计 27 中的步骤②，要求学习者选择所有红色的物品（展示红色的）并且把它们放进篮子里；选择所有黄色的物品（展示黄色的），把它们放进另一个篮子里。

② 用蓝色和绿色的物品重复步骤② 和步骤③。

③ 安排各式各样长短不同的物品在桌上，说："这里物品有长有短，展示给我看一个长的，再给我看一个短的。"

④ 重复先前的步骤，要求学习者将所有长的物品放在一个篮子里，并把所有短的物品放在另一个篮子里。

活动设计 29

活动目标：学习者辨认物体形状。

视觉任务：将物体形状与图片配对。

活动用具：形状图卡灯箱。

活动步骤：

① 使用灯箱以及简单形状图卡（圆形、三角形、四方形），并说："将你的手指放到某个形状上。"

② 从分享盒中拿出两个形状（或任意立体形状），并说："将这个与灯箱中一样的图形配对。"若学生有困难，协助说，"是这个吗？"

③ 将黑色图卡摊开并说："把一样形状的图形指给我看！"

④ 将卡片全移开，打开三张黑色和三张蓝色的形状图卡，指向黑色四方形并说："将一样形状的指给我看！"

⑤ 摊开所有颜色的形状图卡，重复步骤④。

操作建议：

① 如果换颜色使学生困惑，那就保持颜色一致。

② 给学生看两种物品图片，然后问他："可不可以给我 _____。"接着拿出三张图片，然后问他可不可以拿出指定的一两种物品。

③ 给学生看不同大小的同物品照片，请他随着老师的手指认图片。

活动设计 30

活动目标：学习者要辨认出镜中的自己和他人。

视觉任务：辨认反射的图像。

活动所需设备：能照全身的镜子，许多熟悉的人。

活动步骤：

① 让学习者站在镜子前，问学习者他看见了谁（任何沟通形式都是可以的）；给学习者梳子／刷子，要求他看镜子，且协助他梳／刷头发。

② 移动学习者到旁边，指导者站在镜子前对学习者说："现在看镜子，你看到了谁？"

③ 和学习者熟悉的人重复步骤②。

操作建议：

① 如果学习者使用镜子认知不成功，这个活动可能不适当。

② 有些学习者可能会在辨认更多复杂的活动时成功，且享受他看镜子的活动。

活动设计 31

目标：学习者借由形状辨识安全标志。

设备：实际尺寸或微型安全标志（如果可利用）；纯黄色圆圈、黄色三角形、以红斜线穿过外轮廓的红色圆形和红色八角的卡片；安全标志的彩色图片（停止、注意儿童、平交道口、自行车不可穿越、行人交叉路）。

活动步骤：

① 展示圆形、三角形、八角形的卡片给学习者，讨论每张卡片的形状和名称，解释这些形状是用来保护我们安全的。

② 展示纯黄色圆圈的卡片给学习者，并强调标志的形状和颜色。

③ 摊开 5 张安全标志的颜色图片，给学习者纯黄色卡片并协助其配对标志的形状和颜色，排除单色卡片，并讨论每张安全标志的内容（如停止标志）。解释每张标志的意义：纯红色表示停止；有两条黑线的黄色圆圈表示平交道口；有红色斜线和自行车的红色圆圈，表示自行车不可行走；有两个孩子的局部黄色三角形，表示减速慢行，注意儿童。如果实际的标志有效，放置在教室周围并移动学习者，要求他找到停止标志，然后找到减速慢行，注意儿童的标志……

操作建议：

① 将停止标志放置在教室周围并指出此时学习者应该停止。

② 对于大多数学习者而言，应该强调的是简单的术语和形状，并更加强调当看到标志时他们需要怎么做。

③ 许多进阶学习者可以到外面，寻找和指出学校周围的安全标志。

④ 对于必须独自在大楼移动的学习者来说，出口、厕所和大楼中的其他标志是必须加入指导的。

活动设计 32

活动目标：学习者沿着边缘剪下黑色的图形。

视觉任务：观察形状并沿边剪下。

材料：① 黑色实心三角形与方形模型；② 指导者必须先准备黑色三角形与方形的图卡，末端较钝的剪刀。

活动步骤：

① 指导者手持三角形图卡对着可以使用剪刀的学习者，要求学习者仔细观看图卡，然后把图卡摆在他的面前。

② 指导者拿着图卡与剪刀并对学习者说："将三角形沿边剪下，让剪下的图形上没有白色的部分。"

③ 指导者可能需要手把手地展示给学习者知道，该如何从第一边开始，再协助学习者将图卡翻面。

④ 当剪第二边时逐步移动手部，且再次提醒学习者剪最后一个边时也要再翻一次面。

⑤ 重复步骤①，使用方形图卡鼓励学习者将白色部分都剪掉，但不能剪到黑色的部分。

操作建议：

① 一些学习者可能没办法独立完成这项作业，而另一些学习者在从事这整个活动时，可能需要身体动作的引导。

② 学习者可能无法握住剪刀，需要求他的手指沿着图形的边缘移动。

③ 对于那些握得住剪刀却没有剪裁经验的学习者，指导者须先多花些时间带他们练习剪纸。

④ 使用马克笔在纸上画线，再让学习者沿着直线裁剪。

⑤ 进阶学习者可以剪一个圆，或者能沿边剪出其他形状的图形。

活动设计 33

活动目标：学习者会选择符合项目的图片。

视觉任务：项目与图片相符。

活动所需设备：2 组 8 张学习者熟知的物件的图，如洋娃娃、动物玩偶、食器的图片。

活动步骤：

① 在学习者面前的桌上摊开 8 张学习者熟知的物件图的卡片，要求学习者辨认图中的物件。给予学习者一组相同的图片，并要求他与桌上的图片配对。

② 将一组图片交给学习者，并要求他找到放在教室中的物件。

③ 准备一只泰迪熊放在桌上，4 张图片排成一行放在泰迪熊旁边。指出每张图片并要求学习者展示泰迪熊的图片。

操作建议：

① 图片不必和真实物件完全相同，只要学习者有真实物件的概念。

② 杂志的图片可能对本活动有用，学习者可能将杂志上的图片与真实物件和略图配对。

③ 指导者可以借由玩游戏将图片展示给学习者，并做手势让学习者去拿物件，而不是给予口语的指示完成活动。

④ 需要辅具的学习者，指导者可引导他的手使其做选择。

活动设计 34

活动目标：学习者可以在许多相片中辨别自己。

视觉任务：辨别自己的相片。

活动所需设备：多张学习者认识的人的彩色照片（一个人一张独照，包括学习者的独照）；一些 2 ~ 3 人的彩色合照，其中一人要是学习者。

活动步骤：

① 呈现相近颜色的学习者照片，说："指出照片中人的 ___（头、手臂、眼睛、鼻子、嘴巴等）。"假如学习者不能将照片中自己身体部位分辨得很好，就可以谈论许多器官的特征，如头发颜色、嘴巴等，帮助他分辨自己的器官。

② 重复步骤①，但这次用的是学习者熟悉的人的彩色照片（妈妈、兄弟姐妹、老师……）。

③ 随意放 3 张不同人的独照（其中一张是学习者的照片）在桌上，然后说："指出你自己的相片（或用其他人的名字）。"

④ 放一张包括学习者的三人合照在学习者面前，并要求学习者指出照片中的自己，之后要求学习者（如果可以的话）说出其他人的名字。

操作建议：

① 照片一开始必须最小有 7 cm×9 cm（8 cm×10 cm 也可），然后逐渐减小至 4 cm×6 cm。

② 指出学习者特别明显的特征，其他人也可帮助学习者辨识照片中的人。

③ 学习者活动的其他照片，如刷牙等，可以增加辨识过程的趣味性。

④ 有些学习者可能辨认黑白照片比较容易，尤其是当背景对比很明显时。

⑤ 照片是哑光的可能更好。

⑥ 很多进阶学习者可以在家人或同学的大团体合照中分辨自己。

第九章　游戏教育与视觉功能训练

　　剩余视力儿童因各种原因导致视觉的障碍，无法正常通过视觉感知外界事物，出现能看却看不清，看不懂，甚至不会看等现象，在认知的广度和深度上受到一定限制。尽管如此，视觉在剩余视力儿童的认知等活动中依然起主导作用。根据"用进废退"的原则，有必要对剩余视力儿童进行视觉功能训练，以帮助他们更好地借助受损的视觉认知外界事物，提高其认知能力。

　　视觉功能训练是特殊教育学校特有的专门训练剩余视力儿童视觉功能的一门课程，但尚无统一的教材和教法，为突破传统的以单纯认知训练为目的的训练模式，可以利用游戏教育开展视觉功能训练的实践，从而探索剩余视力儿童视觉功能训练的新方法。通过分析游戏教育在视觉功能训练及其训练要点中的应用发现：视觉功能训练中可找到适用于各训练要点的游戏，更可找到适合于统合训练视觉功能的游戏。剩余视力儿童视觉功能的发展在于视觉基本能力和视觉基本技能的协调发展，借助游戏教育可有效地系统训练其视觉功能。

一、视觉功能与视觉功能训练

（一）视觉功能

　　视觉功能又称"眼功能""眼机能"，是应用视觉观察事物的实际能力，包括形觉、色觉、光觉等，涉及①视力、视野和色觉；②个人的认知能力及身心的发展状况；③环境因素，包括照明、材料的对比、助视设备等。

（二）视觉功能训练

视觉功能训练是帮助低视力儿童运用剩余视觉发展视觉技能、视觉认知和视觉记忆的一种专门的训练。依据眼睛注视、跳动和追随三种基本形式，可以将视觉功能训练内容分为视觉基本能力的训练和视觉基本技能的训练。

1. 视觉基本能力训练，包括视觉认识能力的训练和视觉记忆能力的训练。视觉认识能力是视觉功能发展的基础，通过形状、大小、颜色三个方面的视知觉训练，使剩余视力儿童逐渐认识事物或现象的外部特征，形成视觉表象。

视觉记忆能力是视觉功能发展的高级阶段，帮助剩余视力儿童将模糊的视觉表象变得完整而清楚，以便准确了解和看到事物或现象。

2. 视觉基本技能训练，指视觉操作中的视觉注视、视觉追随和视觉搜寻等技能的训练。视觉基本技能训练能使剩余视力儿童掌握视觉技能，建立视觉印象，形成视觉记忆，从而促进其视觉运用能力的提高。

二、游戏教育的内涵

（一）游戏教育的概念

游戏教育是以游戏为基本形式，依据儿童身心发展的规律和水平，指导儿童自主地从事一系列系统的游戏活动，并使其感知、运动、智力、交往等能力得到充分且健康发展的教育。

（二）视觉功能训练中游戏教育的内涵

根据视觉功能训练中游戏教育运用的不同形式，可将游戏教育分成传统游戏、教学游戏和电脑游戏三类，以下从这三个方面详述其概念。

1. 传统游戏

传统游戏是由劳动人民创编的，在民间广泛流传的游戏。视觉功能训练中应用的传统游戏包括踢毽子、玩泥巴、放风筝、滚铁圈、木头人、抽陀螺、跳皮筋、跳长绳、老鹰抓小鸡、扔沙包、跳房子、双人拔河、跳绳、丢子、捡棍子、多米诺骨牌、翻绳子、放纸飞机等，其中玩泥巴游戏通过陶艺或玩橡皮泥来实施。

2. 教学游戏

教学游戏指的是为了达到特定的教育目标而进行的游戏。本书论及的教学游戏特指运用生产商专门制作的玩具，为实现训练剩余视力儿童视觉功能而进行的游戏，按照儿童各发展阶段的教育目的分为视觉游戏、结构游戏、智力游戏、体育游戏和造型游戏等类型，又包括物品分类、积木、积塑、拼板、穿珠、雪花片、遥控车、五子棋、剪纸、涂色、迷宫等游戏。

3. 电脑游戏

电脑游戏专指以教育为目的，以多媒体为中介，运用 Flash 设计制作的，在计算机上运行操作的教育游戏。教育游戏是以儿童的兴趣为基础，在教育者的组织下，让儿童在自主、自由的娱乐嬉戏中获得身心充分发展的活动。教育游戏按规则的隐显可分为创造性游戏和规则性游戏两大类。创造性游戏分为结构游戏、角色游戏和表演游戏；规则性游戏分为体育游戏、音乐游戏、智力游戏等。

三、游戏教育在视觉功能训练中的应用

根据视觉功能在不同阶段的训练内容及其要点，选择相关游戏进行训练，能有效完成训练任务。以下分类详述传统游戏、教学游戏和电脑游戏在视觉基本能力训练和基本技能训练中的选择和应用。

（一）在视觉基本能力训练中的应用

1. 视觉认识能力训练

（1）认识物体的形状

① 传统游戏类。玩具是专门为游戏活动提供的器具，是进行传统游戏的依托，了解和认识毽子、石子、铁圈、手绢、风筝、陀螺、纸飞机等玩具是开始传统游戏的基础，剩余视力儿童在游戏中认识和操作玩具，可自然而真实地获得平面和立体形状的视觉与触觉形象，从而达到认识物体形状的训练目的。

② 教学游戏类。玩具是儿童实施游戏活动的基本用具,认识雪花片、拼板、拼图和物品的图像等平面图形,以及积木、积塑、棋子和物体的模型等立体形状是剩余视力儿童学习游戏的基础,更是训练其认识物体形状的有效方法。

③ 电脑游戏类。电脑游戏中的观察力游戏如"做吃的",要求剩余视力儿童选择要做的食品,再根据食品原料的形状选出正确的材料。本游戏的技巧在于能认识物体的形状,会根据不同物体的形状选择相应的物品。

(2)认识基本色彩及其深浅

① 传统游戏类。剩余视力儿童由于视觉的障碍,常常出现看不清或看不懂的现象,为帮助其顺利进行传统游戏,一般要在游戏玩具的颜色及其深浅上做出适当的改造。如"丢沙包"中的沙包,"放纸飞机"中的纸张,"捡棍子"中的小棍等玩具,要根据每个剩余视力儿童对颜色的不同灵敏度和喜好加以改造,以方便其通过正确认识基本色彩及其深浅来认识、区分和使用玩具,正常地进行游戏。

② 教学游戏类。教学游戏的玩具本身具有较为丰富的颜色,且在色彩的深浅上有着一定的变化,剩余视力儿童认识玩具形状的过程也是认识基本色彩及其深浅的有效时机。此外,可借助专门的涂色游戏指导剩余视力儿童详细、系统地学习和认识色彩。

③ 电脑游戏类。电脑游戏中的绘画游戏,例如"交互式矢量图画板",要求剩余视力儿童在画笔区选择画笔,再在图像提示的可着色区域着色,从而完成游戏。本游戏的技巧在于能认识基本色彩及其差异,根据自己的经验和喜好为图像着色。

(3)学会分辨物体

① 传统游戏类。传统游戏的玩具除在形状和颜色上具有视觉功能训练的意义外,其呈现的大小、长短和曲直等特性同样是训练剩余视力儿童学会辨认物体的素材。"放纸飞机"游戏中纸飞机的大小,"放风筝"游戏中线的长短,"翻线绳"游戏中线绳的曲直等,都是视觉功能训练的触感性材料。训练剩余视力儿童通过感受和分析玩具的大小、长短和曲直,对游戏的作用和影响,可达到认识和分辨物体的效果。此外,游戏中儿童的喜、怒、哀、乐的表情或走、趴、站、跳、卧等姿势,也都是训练其辨认物体的有效材料。

② 教学游戏类。智力游戏中的"物品分类游戏",要求剩余视力儿童运

用感觉器官，观察、比较游戏对象的特征，找出一组中不是同一类的物品，从而训练并培养剩余视力儿童借助形状、大小、长短和曲直等特征辨认物体的能力。

③ 电脑游戏类。电脑游戏中的观察力游戏如"小熊分饼"，要求剩余视力儿童根据分饼的指令，观察饼和餐盘的颜色或形状，选择正确的饼放在正确的餐盘内。本游戏的技巧在于认识物体的形状和颜色，会根据物体的不同形状和颜色正确分饼。

（4）懂得物体的整体与部分

① 传统游戏类。传统游戏中的"放风筝""抽陀螺""踢毽子"和"跳房子"等游戏具有较为复杂的结构。学习者可通过对玩具构造的认识，开展认识物体的整体与部分关系的训练，如"风筝"由竹条扎成骨架，由骨架撑起筝面，由提线牵着风筝，由线筒控着提线。

② 教学游戏类。教学游戏中的结构游戏是利用积木、积塑、拼图、拼板等，不同的结构玩具创造性地反映现实生活的一种游戏，其实质是一种造型艺术活动，即建构立体造型的活动。剩余视力儿童建构艺术造型的过程就是训练其理解物体部分与整体的关系，由单一的结构玩具建构艺术造型的局部，由艺术造型的局部建构完整的艺术作品的过程。

③ 电脑游戏类。电脑游戏中的操作游戏如"动物狂欢节"，要求剩余视力儿童选择音符，并拖到动物上方呈淡紫色的方框中，当所有动物上方的方框内都摆有音符时，电脑会自动播放音乐，则游戏结束。音符摆放次序的不同，音乐的类型也会随之变化。本游戏的技巧在于理解乐曲是由不同的音节组成，只有当动物上方的方框内都放有音符，才能组成一首完整的乐曲，即通过音乐的完整性理解物体整体与部分的关系。

（5）辨别光线的明与暗

① 传统游戏类。剩余视力儿童在认识玩具和进行游戏的过程中，需要通过频繁地调整注视的角度，借助光线的明暗及与背景形成的反差进行游戏，玩具认识和游戏开展的过程就包含着训练剩余视力儿童辨别光线明与暗的内容。如对"石子""沙包"等不规则立体玩具的认识，剩余视力儿童需要转换玩具的角度，借助光线在玩具不同面上形成的明暗对比认识其形状和特性。再如"捡棍子"游戏，剩余视力儿童需要变换视角，借助光线在小棍及上方

小棍在台面上形成的光影与明暗，判断小棍的位置及小棍间的空间关系。

② 教学游戏类。视觉游戏"猫捉老鼠"，要求剩余视力儿童用自己的手电筒追踪教师手电筒发出的光。游戏中，剩余视力儿童需要根据两者光线的明暗，辨别两人手电筒光的位置。在"逐光"游戏中，剩余视力儿童需要根据不同颜色的灯发出的灯光的强弱与明暗，注视随意闪现的灯光。

2. 视觉记忆能力训练

（1）记忆看过的物品颜色和形状

视觉功能训练中应用的传统游戏玩具如纸飞机、毽子、陀螺等有着独特的形状和适合每个剩余视力儿童观察的不同颜色。对这些玩具的认识与辨别，需要剩余视力儿童借助视觉表象记忆玩具的形状和颜色。

（2）凭记忆说出出现过后被拿走的东西

① 教学游戏类。智力游戏中的"什么不见了"游戏，教师在桌面上摆放一些物品，再用布盖住，揭开布前拿走某件物品，要求剩余视力儿童凭记忆说出不见了的物品，即先识记物品形状及摆放的位置，再通过记忆判断不见的物品。

② 电脑游戏类。电脑游戏中的记忆力游戏，例如"冰箱"，要求剩余视力儿童在冰箱打开的限定时间内，记住冰箱内的物品及其摆放的位置。在冰箱关闭时，根据测试者的提问回答冰箱内存有的物品及其位置。本游戏的技巧在于快速记忆物品的名称和摆放位置，即训练剩余视力儿童记忆从视觉中消失的物品的能力。

（3）按照看过的顺序排列物品

① 传统游戏类。传统游戏中的"中国结"游戏，需要剩余视力儿童观察教师编织中国结的步骤，即记忆中国结教学时的分步操作示意图，再根据记忆中示意图的排列顺序学习编织中国结。"放纸飞机"游戏，需要剩余视力儿童将折纸飞机的过程概括成上述操作步骤的示意图，以帮助自己根据记忆中示意图的顺序学折纸飞机。

② 教学游戏类。智力游戏中的"看谁记得牢"游戏，教师在桌面上按顺序摆放一些玩具，让儿童闭上眼睛，并在睁眼前变换玩具的位置，要求剩余视力儿童凭记忆恢复玩具的排列顺序。

③ 电脑游戏类。电脑游戏中的记忆力游戏如"宝箱"，要求剩余视力儿

童在 15 秒内记忆宝箱内摆放的宝物及其位置，然后根据记忆内容在 13 秒内把宝物放回宝箱内。本游戏的技巧在于快速记忆宝物的位置，即按照看过的顺序排列宝物。

（4）认识部分与整体的关系，能根据记忆把缺损的部分补充完整

① 传统游戏类。传统游戏中的"玩泥巴"游戏，需要剩余视力儿童根据记忆中完整的样品或自行构思塑造对象，不断观察比较制作中的泥巴与成品间的关系，即通过分析整体与部分的关系来调整制作过程，把缺损的部分制作完整。

② 教学游戏类。结构游戏中的"积木"游戏，需要剩余视力儿童根据记忆中的艺术造型或自行构思，不断观察比较构建中的造型与成品间的关系，即通过分析整体与部分的关系来调整制作过程，把缺损的部分制作完整；"拼图"游戏，需要剩余视力儿童根据完整图形的特征，在理解图形整体与部分关系的前提下，把缺少的部分补充完整。

③ 电脑游戏类。电脑游戏中的拼图游戏，例如"拼图板"，要求剩余视力儿童根据动物的轮廓选择正确的拼板。本游戏的技巧就在于能认识物体部分与整体的关系，能根据动物的轮廓选择正确的拼板。

（二）在视觉基本技能训练中的应用

1. 视觉注视：集中视力看清一个目标

视觉注视包括视觉定向和视觉定位，视觉定向指固定注视某一目标，视觉定位指把视觉固定注视到需要的地方，即学会向不同方向集中视力。

（1）传统游戏类

传统游戏中的"放纸飞机"游戏，需要剩余视力儿童注视纸飞机折叠的方法和步骤；"玩泥巴"游戏，需要剩余视力儿童始终注视泥巴的造型过程，即通过不断地调整和改造使泥巴变成设想的形状；"跳房子"游戏，需要剩余视力儿童注视将要跳入的房子的结构和形状，以判断出脚的方式。这些游戏的活动过程都需要发挥剩余视力儿童的视觉定向与定位能力，以集中视力看清游戏目标。

（2）教学游戏类

剩余视力儿童独立操作游戏前需要通过视觉的注视认识教学游戏的玩具

及操作玩具的方法，如各种积木游戏的形状与颜色，搭建的结构与技巧；剩余视力儿童独立游戏时，仍然需要注视操作的过程，如"魔方"游戏，剩余视力儿童需要始终注意需要旋转的同样颜色的方块所处的平面。

（3）电脑游戏类

电脑游戏中的注意力游戏，例如"减法题——数星星"，要求剩余视力儿童先计算出数学题，再根据答案搜寻、注视掉落下来的与答案相符的星星，点击左右键接住正确的星星。本游戏的技巧就在于能认识物体的形状，会根据不同物体的形状选择相应的物品。

2. 视觉跟踪：追随物体而移动视线

（1）追随有规律运动的目标

① 传统游戏类。传统游戏中的"丢子"游戏，抛起的石子呈上下运动；"多米诺骨牌"游戏，推倒的骨牌使之按骨牌排列路线运动；"抽陀螺"游戏，抽动的陀螺，使之呈左右旋转运动。这些游戏中有规律运动的目标是继续或赢取游戏的重要信号，需要剩余视力儿童集中注意力追踪运动物。

② 教学游戏类。造型游戏中的"旋转积木"游戏，剩余视力儿童需要集中注意力追随积木块顺时针或逆时针旋转时的方位，使有特定镂空的积木块从相应的木桩上旋进或旋出。"多米诺骨牌"游戏，可以让剩余视力儿童从相继撞倒的骨牌上获得乐趣，因为骨牌运动的方向，是按骨牌有规律排列的路线延伸的。

③ 电脑游戏类。电脑游戏中的注意力游戏，例如"赛船"，"卡（题）卡船"的船身上有算术题，赛船呈向右前方的规律运动，游戏中，要求剩余视力儿童借助上下左右键驾驶赛船，追上与算术题相匹配的"答案船"。本游戏的技巧在于追寻有规律运动的"卡（题）卡船"和"答案船"。

（2）追随无规律运动的目标

① 传统游戏类。传统游戏中的"放纸飞机"游戏，掷出的纸飞机乘着气流盘旋；"跳皮筋"游戏，跟着弹起或摆动的皮筋顺势跳动；"捡棍子"游戏，拨起或挑起的小棍使其顺势飞出；"老鹰捉小鸡"游戏，惊慌的小鸡随母鸡移动的方向跑动，此类运动属于无规律运动，其运动的目标依然是剩余视力儿童继续或赢取游戏的重要信号，儿童需要集中注意力进行追随与跟踪。

② 教学游戏类。智力游戏中的"吹泡泡"游戏，剩余视力儿童为比较"看

谁吹得大,吹得多",需集中注意力观察无规律向上运动的泡泡。"猫捉老鼠"游戏,同样要求剩余视力儿童集中注意力,观察教师手中无规律运动的手电筒光线,并用自己的手电筒的光追踪教师的灯光。因此,这类教育游戏能对训练剩余视力儿童跟踪物体无规律运动起到针对性的作用。

③ 电脑游戏类。电脑游戏中的操作能力游戏,例如"三维弹球",要求剩余视力儿童按住空格键发射弹球,弹球通过命中缓冲器、目标和旗帜等对象来赢取分数。剩余视力儿童要追随弹珠的运动,在弹珠掉落到挡板位置时,及时启动挡板击打弹珠,使弹珠继续命中缓冲器、目标和旗帜等对象。本游戏的技巧在于能借助剩余视力追随弹珠无规律的运动。

3. 视觉搜寻:利用视觉作有目的、有系统的搜索

(1)传统游戏类

传统游戏中的"丢沙包"游戏,丢沙包者或被丢者都需要搜寻彼此及同伴的位置,判断投掷或躲避的角度与方位;"木头人"游戏,木头人抓捕者或木头人扮演者需要搜寻彼此的远近与位置关系,并根据彼此奔跑的速度和方向抓捕或摆脱对方;"抢凳子"游戏,抢凳者需要搜寻判断凳子的位置和朝向及游戏竞争者位置和方位的变换,以准确抢到凳子继续游戏,直至胜出。这些传统游戏都需要剩余视力儿童充分发挥视觉的搜寻能力,做有目的、有系统的搜索。

(2)教学游戏类

造型游戏中的"九层积木"游戏,剩余视力儿童要按积木块上洞的个数,由多到少地把积木块顺次套入并列的九根木桩中。游戏中,剩余视力儿童要根据套积木块的顺序,有目的地搜寻所需的积木块。"七巧板"游戏,剩余视力儿童需要根据给定的图形搜寻相对应的七巧板,以排列成相配的图形。

(3)电脑游戏类

电脑游戏中的注意力游戏,例如"找风筝——数字连线",要求剩余视力儿童在图像的左上角寻找 10 个阿拉伯数字,并点击鼠标左键按顺序连接这 10 个数字,若操作正确电脑上就会出现一个漂亮的、蝴蝶状的风筝在飞舞。本游戏的技巧在于儿童利用剩余视力搜寻数字,会按顺序连接 10 个数字。

四、游戏教育在视觉功能训练中的作用

（一）有利于视觉功能的诊断

电脑游戏提供了诊断视觉基本能力的环境。对于电脑游戏中图像的色彩搭配与反差、物品的形状和色彩，剩余视力儿童能看见，能看懂哪种游戏，则说明该种游戏环境的布置有利于其剩余视力的发挥。

电脑游戏提供了诊断视觉基本技能的机会。在视觉基本技能的专项训练中，电脑游戏模拟了可供诊断视觉注视、视觉跟踪和视觉搜寻的运动现象，教育者可通过观察分析，诊断其视觉的基本技能。

传统游戏提供了诊断视觉基本能力的工具。视觉基本能力的训练集中体现在对物体形状、颜色、大小、长短及整体与部分关系等视觉认识与记忆能力的训练。传统游戏的玩具本身就具有形状的大小与长短，色彩的搭配与反差，光线的明与暗，结构的整体与部分等特性，因而可作为诊断视觉基本能力的工具。传统游戏提供了诊断视觉基本技能的机会。在视觉基本技能的专项训练中，传统游戏模拟了可供诊断视觉注视、视觉跟踪和视觉搜寻的运动现象，教育者可通过观察分析诊断其视觉的基本技能。

（二）有利于视觉功能的评估

教学游戏提供了评估视觉基本能力和基本技能的方法。教学游戏中有关"认识物体形状和基本色彩、辨认物体"的游戏，可作为剩余视力儿童视觉功能评估中"辨认立体物品的形状、立体物体的区别、立体物体的配对、颜色命名、区分不同的颜色"等视觉基本能力的评估方法；教学游戏中有关"视觉注视、追踪和搜索"的游戏，可作为剩余视力儿童视觉功能评估中"图片配对、图画的描绘及辨认、手眼协调性测试"等视觉基本技能的评估方法。

（三）有利于提高感知能力

教学游戏通过训练剩余视力儿童，利用视觉的观察力、注意力、记忆力等能力来进行游戏，从而在视敏度、视野、视觉调节机能等方面有效克服剩余视力儿童的障碍，提高其感知能力。

电脑游戏将视觉功能训练内容集中在了电脑屏幕，这样一个多数剩余视力儿童可感知的范围内，加之与游戏环境的有效结合，可以在视敏度、视野、视觉调节机能等方面补偿其障碍，从而提高其感知能力。

（四）有利于扩大认知范围

传统游戏不仅集合了风力学（放风筝、放纸飞机游戏）、力学（抽陀螺、两人拔河游戏）、运动学（跳房子、跳皮筋游戏）、光学（捡棍子游戏）等科学常识，而且融合了合作与竞争等人际交往知识和技能，有利于从科学常识和人际交往上扩大剩余视力儿童的认知范围。

首先，教学游戏丰富多彩的玩具从感官上弥补了剩余视力儿童认知内容的局限性；其次，多种多样的游戏规则和操作方法从意识上补偿了剩余视力儿童对现实生活的理解；最后，游戏融合了合作与竞争等人际交往的知识和技能，从情感体验上丰富了剩余视力儿童的认知范围。

电脑游戏模拟了大量剩余视力儿童在日常生活中，较少或难以感知的事物或现象。通过长期的训练，能丰富剩余视力儿童的感知经验，扩大其认知范围。

（五）有利于维持训练的动机水平

传统游戏玩具简单、规则易行，适合在课间或课外活动开展，能有效地丰富剩余视力儿童的业余生活，拓展其兴趣；传统游戏具有的竞争因素，能激发继续游戏的欲望，能较好地维持剩余视力儿童自觉自主进行视觉功能训练的动机。

教学游戏适合不同发展阶段儿童参与，且具有极强的操作性，能充分调动剩余视力儿童参与游戏的主动性；教学游戏隐含的合作与竞争因素能激发继续游戏的欲望，因而从行动和情绪上维持剩余视力儿童进行视觉功能训练的动机。

电脑游戏创造的游戏环境易于被剩余视力儿童感知，选择的背景与音效易于创造游戏氛围，设计的游戏过程易于激发继续游戏的欲望，从而也能较好地维持剩余视力儿童视觉功能训练的动机。

（六）有利于提高训练的效果

传统游戏简单易行的可参与性，维持的充实业余生活的娱乐性，营造的积极向上的竞争与合作环境，提供的与视觉功能训练内容及其要点相对应的游戏内容，有利于剩余视力儿童在视觉基本能力和基本技能的协调发展中整体提高视觉功能。

教学游戏具有针对性，适合不同年龄阶段的儿童训练，且富有操作方法多样的趣味性，营造了积极向上的竞争与合作环境，提供了与视觉功能训练内容及其要点相对应的游戏内容，有利于剩余视力儿童在视觉基本能力和基本技能的协调发展中整体提高视觉功能。

电脑游戏提供的与视觉功能训练内容及其要点相对应的游戏内容，有利于剩余视力儿童在视觉基本能力和基本技能的协调发展中整体提高视觉功能。

附　录

附录1　功能性视觉教育评估记录表

填表者：_____。

序号	评估项目	评估标准	观察记录	教育建议
1	瞳孔反应	双眼　□正常　　□异常 左眼　□正常　　□异常 右眼　□正常　　□异常		
2	眨眼反射	双眼　□正常　　□慢　□异常 左眼　□正常　　□异常 右眼　□正常　　□异常		
3	眼肌平衡	□正常 □左眼斜视 □右眼斜视		
4	视野	上：　度；下：　度 左：　度；右：　度		
5	视觉敏锐度	①双眼　　　□正常　　□异常 ②左眼　　　□正常　　□异常 ③右眼　　　□正常　　□异常		

6	视觉认知眼球动作	注视能力（注视力移转） □正常　□异常 凝视能力 □正常　□异常 追视 □正常　□异常 左：←→ ↑ ↓ ↖↗ ↙↘ 右：←→ ↑ ↓ ↗↖ ↘↙	（眼与物体距离）	
7	扫描	双眼　□正常　□异常 右眼　□正常　□异常 左眼　□正常　□异常		
8	搜寻能力	□正常　□异常		
9	远近调视力	□正常　□异常		
10	色觉	对比色差 □正常　□异常 主体背景实物选择 □正常　□异常		
11	视觉动作整合	手眼协调　□正常　□异常 脚眼协调　□正常　□异常		
12	其他行为综合描述	语言		
		认知		
		定向行动		

注：此表由视障教育教师或适当专业人员（如职能治疗师、定向行动训练师等）填写。

附录2 ××市特殊教育需求学生评估报告范例

个案编号（免填）	会议梯次：■ 9901 □ 9902 □ 9903 □ 9904

个案背景资料

说明：说明个案基本资料、目前鉴定或障碍鉴定情形、家庭状况、生长发育及接受教育等相关记录

（一）基本资料

个 案 姓 名：○○○	身份证号：A000000000	出 生 日 期：20×× 年 × 月 × 日	实足年龄：× 岁 × 月
性别：□男 ■女	家长姓名：○○○	与个案关系：（如母女）	联系电话：

户籍地址	
目前居住地址	

（二）目前就学情况

就读学校或园所机构	○○小学附设幼儿园	教育阶段： ■学前 □小学 □初中	就读年级：大班
目前接受特殊教育情形	□无 ■有（请续填）＿＿＿＿＿＿＿＿＿＿＿		
安置班别	□学前融合班　□学前特幼班　■普通班　□启智班 □在家教育巡回班　□其他＿＿＿＿＿＿＿＿＿＿＿		

特教方式	☐不分类资源班 ☐启聪资源班 ☐不分类巡回辅导 ☐视障巡回辅导 ☐听障巡回辅导 ☐情绪及行为支援服务 ☐暂缓入学 ☐延长修业年限 ■普通班接受特教服务 ☐巡回辅导（在家教育）■其他 巡回辅导（学前幼教）
相关服务	■相关专业服务　物理、语言、职能 ☐考试评量服务＿＿＿＿＿＿＿＿＿ ☐无障碍环境＿＿＿＿＿＿＿＿ ☐教育辅助器材＿＿＿＿＿＿＿＿＿ ☐交通服务＿＿＿＿＿＿＿＿＿＿ ☐生活协助＿＿＿＿＿＿＿＿＿ ☐其他＿＿＿＿＿＿＿＿＿＿

（三）目前领有身心障碍证明的情况
（请说明该生目前的身心障碍证明情况，诊断证明的评估时间建议在 6 个月内）

■身心障碍手册 （证明）	障碍类别：视障	多重注记：	障碍等级：中度
	鉴定日期 20××. ××.××	核发日期： 20××.××. 21 换发	重签日期： 20××.××
■○○医院诊断 证明 （如超过一则， 可自行增加栏 位）	开立科别：眼科	开立日期： 20××.××.××	开立医师：○○○
诊断内容	双眼色素性视网膜病变		
医师嘱言	病患因上述病名于本院就诊，目前最佳矫正视力右眼为 0.03，左眼 为 0.03		
■相关机构核定 特教资格	特教类别：视觉障碍	核准文号 [含发文日期]： 教幼字第 0000000000 20××/××/××	
☐未经鉴定，但疑似有明显发育迟缓或身心障碍			

（四）家庭状况	资料来源
①家中有父亲、母亲、哥哥、姐姐及个案，共5人； ②父亲是家中经济主要来源，家境小康； ③母亲为主要照顾者，全心照顾及教导个案，固定带个案就医及接受早疗； ④哥哥目前就读小学四年级，姐姐就读小学二年级，个案与哥哥姐姐间互动良好； ⑤父母亲很关心孩子的学习及成长，家人之间关系和谐	（家庭系统结构图） IEP、与家长访谈 □父　○母 □　○　● 兄弟　姐妹 个案
（五）生长发展史及医疗健康史	
1. 生长史 ①足月产； ②出生五六个月时母亲发现个案肌肉的张力较弱； ③1岁多时母亲发现个案视力好像有问题； ④2岁6个月时于○○医院确诊视力问题； ⑤○○医院于20××年×月××日之发展迟缓儿童评估为"口语表达迟缓"	与家长访谈 ××医院发展迟缓儿童评估综合报告书
2. 医疗史 （1）○○医院眼科：（个案×岁×个月时）诊断为视神经萎缩、视网膜色素上皮细胞病变； （2）○○医院遗传科：（个案×岁×个月时）诊断为疑似粒腺体疾病； （3）早疗 ①○○医院：持续接受每周一次的语言治疗、职能治疗、物理治疗； ②○○诊所：持续接受每周一次的职能治疗； ③○○发展中心：持续接受每周一次的职能治疗、视知觉训练； ④○○学园：自1999年初开始接受每月两堂课的视知觉训练； ⑤○○附幼：每学期一至两次的语言治疗、职能治疗、物理治疗	个别化教育计划 与家长访谈 与幼儿园老师访谈
（六）教育史	
1. 自20××年×月入○○小学附幼就读中班，目前就读○○小学附幼大班； 2. 有接受幼儿园阶段之特教巡回辅导服务	个别化教育计划 与家长访谈 与幼儿园老师访谈

转介原因		
个案于20××年9月入小学就读，因此提出转衔鉴定安置及申请相关服务		

能力现况评估

说明：
① 依据测试、观察、面谈及其他专业人员意见，综合描述学生各项能力及行为状况，并研判其殊教育资格及所需特殊教育服务；
② 如有具体资料请以附件方式呈现并在资料来源注明，如：诊断证明或 WISC– Ⅲ记录本首页，并在相关能力领域说明解释

向度或领域	结果说明	资料来源
一般生理状况	（一）基本感官功能： 1. 听觉：正常 2. 视觉：双眼色素性视网膜病变，双眼最佳矫正视力皆为 0.03 近距离视觉敏锐度弱，远距离视觉敏锐度弱，视野范围较同辈小一些，对避开反光无策略 （二）身体四肢外观：正常 （三）其他生理疾病：疑似粒腺体疾病	眼科诊断证明 功能性视觉评估 观察 与家长访谈
认知能力	○○医院评估 **评估工具**：魏氏学龄前儿童智力量表（WPPSI-R） **评估日期**：××/×/× **评估结果**：认知能力正常；综合智能表现属正常范围（总智商 107，语文智商 114，操作智商 86），多数作业表现属正常范围；个人内在能力不一致，语文相关表现均在平均以上，视觉/操作相关表现多在平均以下，视觉记忆与观察显著落后； **测试参与行为**：可坐在座位上，坐立不安扭来扭去，手停不下来。有问必答，愿意动手操作有时会调皮说反话，自己找乐趣； **资料收集、观察、访谈**： 对颜色、形状、数字、多少、高矮、一样/不一样、比较……有基本的概念； 自我概念、基本身体部位、辨认常见物品皆与同龄幼儿无异； 能依学习区教具既定分类，放回固定位置； 能指认自己的名字； **注意力**：目前班上上课时，老师会同步给个案一份和老师手上相同的教材、让个案离老师较近、当个案分心时会叫个案名字或请个案回答问题（一节课2～3次）……在使用这些策略的情形下，个案专注力已较之前提升，在团体学习时会有主动性学习表现	××医院出具发展迟缓儿童评估综合报告书 个别化教育计划 学校适应能力量表 与家长访谈 与幼儿园老师访谈 观察

学业表现	资料收集、观察、访谈 有不错的学习动机，愿意尝试新的学习内容。 汉语注音：会拼读二拼及三拼但因熟悉度不够所以拼得慢，声调需加强。可以听写注音符号但要想很久写得也慢。 数学：会数数（1～100）、会点算（1～20）、有数量概念、会10以内的加减、会写数字。 书写：无法按照范例中的虚线写，可以自己在空格中书写，但书写笔画会抖动	个别化教育计划 学校适应能力量表 与家长访谈 与幼儿园老师访谈 观察
沟通能力	○○医院评估 口语理解：正常 评估工具：学前儿童语言障碍评量表、修订毕保德图画词汇测试（乙式） 口语表达：迟缓，需要训练 评估工具：学前儿童语言障碍评量表、构音／音韵评量	××医院出具发展迟缓儿童评估综合报告书
	资料收集、观察、访谈 语言理解：能听懂日常对话、故事内容、形容词等抽象语汇 语言表达：有日常对话的能力，说话流利，声音清晰；跟老师及小朋友沟通没有问题；能以完整句子描述事情与人对话；能主动表达与他人互动。表达故事，说故事的内容及情节简单；需要不断引导才可说出故事内容	个别化教育计划 学校适应能力量表 与家长访谈 与幼儿园老师访谈 观察
生活自理能力	资料收集、观察、访谈 食：能自行进食 衣：能自行穿脱衣服、外套、裤子、鞋子、袜子；会扣大扣子，小扣子需较多时间方可扣上，按压的扣子也需较多时间方可扣上，会拉上及拉开拉链 清洁：会自行洗手、用毛巾洗脸、刷牙 如厕：可自行如厕 收拾：有收拾东西的能力，有时需提醒才能完成收拾	个别化教育计划 学校适应能力量表 与家长访谈 与幼儿园老师访谈 观察

社会人际能力	○○医院评估 社会互动行为：正常	××医院出具发展迟缓儿童评估综合报告书
	资料收集、观察、访谈 能主动表达意愿，与同辈间互动多 守规矩，能轮流及合作，与同辈互动融洽 能独立完成工作，也会主动帮助他人 团体讨论时会主动发言 遇到问题会主动寻求帮助	个别化教育计划 学校适应能力量表 与家长访谈 与幼儿园老师访谈 观察
情绪行为表现	○○医院评估 情绪表现：正常	××医院出具发展迟缓儿童评估综合报告书
	资料收集、观察、访谈 情绪稳定 能表达情绪及感受	与家长访谈 与幼儿园老师访谈 观察
动作行动能力	○○医院评估 粗大动作：正常，约4岁7个月，整体粗动作功能发展在正常范围，唯协调不良平衡表现稍弱，功能发展不均匀，影响动作质量表现 评估工具：皮巴迪动作发展量表第二版 精细动作：正常，相当于同年龄65%水平 评估工具：皮巴迪动作发展测试	××医院出具发展迟缓儿童评估综合报告书
	资料收集、观察、访谈 粗大动作： （1）肢体平衡感较弱，能独立走平衡木，在走平衡木、身体摇晃、被推拉时，保持身体平衡较困难。 （2）在熟悉的幼儿园环境中可行动自如 （3）对于不熟悉的环境，上、下楼梯时常因看不清楚阶梯而先用脚去触碰看看，或需扶握栏杆慢行 精细动作： 会堆栈积木、粘贴、着色（常会着色到线外）、使用剪刀（线条剪得不好）、串珠……	个别化教育计划 学校适应能力量表 与家长访谈 与幼儿园老师访谈 观察

特殊兴趣及优势能力	喜欢听故事		与家长访谈

评估教师初判意见

说明：请针对个案的特殊教育资格、教育安置方式及相关服务的提供进行综合研判

（一）特殊教育资格研判

■ 符合特殊教育资格	类别	视觉障碍	多障类别注记	
	说明依据 ① 双眼色素性视网膜病变，双眼最佳矫正视力皆为 0.03 ② 近距离视觉敏锐度弱，远距离视觉敏锐度弱，视野范围较同辈小一些，对避开反光无策略 符合视觉障碍的鉴定原则与鉴定基准			
□ 疑似障碍	说明内容……			
□ 不符合身心障碍	说明内容……			

（二）就学辅导建议

（请依据学生能力的现况及需求、家长意见及学校环境提出在教育安置、教学及辅导策略及相关服务的建议）

教育安置	安置学校	1. ＿××＿小学·初中·高中初中部	2. ＿＿＿＿＿小学·初中·高中初中部
	安置班别	■普通班　　□启智班　　□在家教育巡回班	
	特殊教育方式	■不分类资源班 □启聪资源班 □不分类巡回辅导 ■视障巡回辅导 □听障巡回辅导 □情绪及行为支援服务 □暂缓入学 □延长修业年限 ■普通班接受特教服务 □巡回辅导（在家教育） □其他	
	建议安置理由	1. 因视觉困难，影响学科学习，因此建议接受资源班之服务（外加式） 2. 因视觉困难，影响生活及学习，建议提供视障巡回辅导	

相关服务	类别	建议项目	说明
	■相关专业服务	■物理　■职能　■语言 □听能　□心理　□其他	物理治疗：协调不良、平衡表现弱、功能发展不均匀 职能治疗：使用工具质量不好（剪刀）、书写笔画会抖动 语言治疗：语言表达迟缓
	■考试评量服务	■独立考场 ■延长时间 □报读服务 □答案卡誊录 □口语作答 □计算机作答 ■放大试卷或采用点字试卷 ■其他＿（使用辅具考试）＿	放大试卷：放大考卷以及使用辅具，让字体至少在48～72号 延长时间：开学后评估，如在正常时间内写不完时，建议延长时间 独立考场：视情况安排

相关服务	■无障碍环境	■教室适当的位置 ■靠近厕所或无障碍厕所 ■安排适当座位 □其他特殊设施	安排适当座位：右眼为惯用眼，建议座位在中间第一排靠左边一个座位；如有扩视机则安排在适合摆放扩视机之位置 教室位置：安排在行动方便、离厕所不远处
	■教育辅助器材	■大字书、点字书或有声书 ■辅具评估	大字书：行距较大方便书写 辅具评估 （1）放大镜：看书本、考卷； （2）望远镜：广告牌书； （3）远近扩视机：广告牌书及课本考卷之阅读； （4）倾斜架（因阅读近，避免姿势不良）
	■交通服务	□交通车接送 ■交通费补助（请详述申请理由）	在不熟悉的环境中行走时，为其安全需协助
	□生活协助	□申请助理人员（请详述申请理由）	
	□其他		

（三）教学重点及辅导策略建议

①远近调适慢，看黑板再找课本较慢，需邻座同学提示，请老师安排小天使协助个案
②接球、踢球能力较同辈弱，建议体育老师在球类目标上给予个别调整
③视力困难，加上书写时线条会抖动，建议视障巡回老师评估书写之格子作业本是否需放大，及测试需放大的尺寸

参与评估者	姓名	○○○	○○○	○○○		
	职称	个案的母亲	○○附幼老师	○○附幼老师		

评估教师签名	报告完成日期	心评教师签名	分区审阅教师签名	分区审阅意见
○○○	××××年×月×日	○○○		

注：非心理测评教师完成报告后，须请相应教师审阅并核章。

附录3 功能性视觉评估记录表范例

学生：○○○

就读学校：○○小学附幼

测试日期：20××年×月×日

记录者：○○

评估结果综述＊		
评估类别	评估内容	操作评估观察记录
眨眼反射	■ 右眼 ■ 左眼	■ 会　□ 不会 ■ 会　□ 不会
		测试者以手忽然从个案眼前挥过，个案眼睛能瞬间自动闭上
瞳孔反应 （笔灯照射）	■ 双眼	■ 有　□ 没有 以一般笔灯照射眼睛时，两眼瞳孔有缩小的情形
寻找光源 （找寻光点 或发光物的 能力）	■ 双眼	■ 有　□ 没有 能依指令在放满东西的桌面上寻找出发光的笔灯（笔灯距眼睛约15 cm）
固定视觉 （持续注视 物体或人的 能力）	■ 双眼	■ 有__(10)__秒钟以上 □ 没有 能持续注视长7 cm的绿色小鱼约10秒钟

视觉敏锐度	■　右眼 ■　左眼 （右眼、左眼分别测试，测试结果数据恰巧相同，如右） ■　双眼	于30 cm内测试标楷体汉字（白底黑字）： ①　请个案以指认方式，指出老师在纸上写的汉字和资料本上的哪个字是同一个汉字　（在纸上以黑色签字笔书写，所书写的字体大小与测试资料本上的字体大小相同）； ②　所测试的汉字为十笔画左右； ③　距离20 cm200号字，约6 cm×6 cm楷体汉字字体； ④　距离15 cm150号字，约4.5 cm×4.5 cm楷体汉字字体； ⑤　距离12 cm100号字，约3 cm×3 cm楷体汉字字体； ⑥　距离7 cm72号字，约2 cm×2 cm楷体汉字字体； ⑦　距离20 cm200号字，约6 cm×6 cm楷体汉字字体； ⑧　距离15 cm150号字，约4.5 cm×4.5 cm楷体汉字字体； ⑨　距离13 cm100号字，约3 cm×3 cm楷体汉字字体； ⑩　距离10 cm72号字，约2 cm×2 cm楷体汉字字体； ⑪　距离7 cm48号字，约1.5 cm×1.5 cm楷体汉字字体； ⑫　距离5 cm36号字，约1.1 cm×1.1 cm楷体汉字字体； ⑬28号的字即使再靠近也看不清楚
	■　双眼	测试小学一年级语文大字课本的阅读，在距离3 cm，42号的楷体汉字旁要有注音；如个案看得很近且吃力，可慢慢拼读出字旁的注音

视觉敏锐度 *	■ 右眼 ■ 左眼 ■ 双眼 （右眼、左眼分别测试，测试结果数据恰巧相同，如右）	于 3m 测试楷体阿拉伯数字（白底黑字）： ① 距离 3m，字体 500 号，约 12 cm×8 cm 的楷体阿拉伯数字（线条平均宽度为 1.4 cm）能正确认读出； ② 距离 2m，字体 450 号，约 11.5 cm×6.5 cm 的楷体阿拉伯数字（线条平均宽度为 1.2 cm）能正确认读出； ③ 距离 1.5m，字体 400 号，约 9.5 cm×6 cm 的楷体阿拉伯数字（线条平均宽度为 1 cm）能正确认读出； ④ 距离 1m，字体 300 号，约 8 cm×4 cm 的楷体阿拉伯数字（线条平均宽度为 0.8 cm）能正确认读出
	■ 双眼	于 3m 处测试黑板板书： ① 距离 3m，字体 15 cm×15 cm 一笔画汉字（一），需 15 cm 见方左右，方能辨认出； ② 距离 3m，字体 20 cm×20 cm 二三笔画汉字（人、八、十、大、小、巾、口），需 20 cm 见方以上，方能辨认出
视野范围	■ 双眼	工具为一透明花棒，前方粘贴直径为 4 cm 的橘色乒乓球。上 30 度角，约眼睛上方 10 cm 处（距离身体 30 cm）下 45 度，约肚脐正前方（距离身体 30 cm）； **左右视野约95度** 西 ← 180度　　　0度 → 东 制幕 以眼为 0 度，上下视野共 75 度。 　　　左 45 度　　　右 55 度 （距离身体 30 cm）　（距离身体 30 cm）以鼻为 0 度，左右视野共 100 度 □正常　■狭小（较一般同辈小一些）　□破碎

扫描能力 ① 依序指出 字卡红字 绿字 ② 数字配对	■ 双眼	■ 正常　□异常 ■ 全部正确　□测（1～6）次，错误（1～6） 次个案能于 3 条弯曲的交叉线（白底黑线，每条 线中含有直、横、斜、弯……方向在内）的起始 处以扫描方式找到线条的出口处
搜寻能力： 找出指定的物品	■ 双眼	■ 能 □不能 能在放有数种玩具的桌上找出评估者所指定 5 cm ×3 cm 的玩具小汽车及 2 cm×2 cm 的积木
眼肌平衡： 笔灯照射鼻 梁观察		■ 正常　　□右眼斜视 　　　　　□左眼斜视
追迹能力： ↑↓← →↘↗↘↙、 顺时针方向、 逆时钟方向	■ 双眼	■正常　□异常 能用眼球追迹着往各个方向移动的 7 cm×5 cm 猴 子指偶
远近调适力	■ 右眼 ■ 左眼 ■ 双眼	■ 完全正确　□ 十次正确次 ■ 完全正确　□ 十次正确次 ■ 完全正确　□ 十次正确次 能看距离 3m 的 12 cm×12 cm 的楷体数字（黑底 白字），于距离 15 cm 的桌上找出 9 cm×6 cm 的 数字扑克牌，但速度慢
注视力移转 交替出现物体 观察	■ 双眼	■ 正常　　□ 异常 能观察出 7 cm×5 cm 交替出现的猴子指偶及青 蛙指偶
色觉 正确找出与色 卡相同的颜色	■ 右眼 ■ 左眼 ■ 双眼	■　正常　　□ 异常 ■　正常　　□ 异常 ■　正常　　□ 异常 能将各种不同颜色 10 cm×10 cm 的小张色纸，正确 地与 15 cm×15 cm 的大张色纸做相同颜色的配对

视觉动作 ① 手眼协调能力 ② 脚眼协调能力	■双眼	手眼协调能力： 　　静态■正常　　□异常 （能准确地串珠） 能用手指捡取桌上的红豆： 　　动态■正常　□异常 （双手可接住前方慢速丢过来的球）
	■双眼	脚眼协调能力： 　　静态■正常　□异常 　在地上摆放 3 个 7 cm×7 cm 玩具小鱼、2 个 7 cm×3 cm 玩具小汽车、3 个 7 cm×3 cm 布制指偶，个案能穿越这些地上的小障碍物而不踩到，但穿越的过程个案低头看地板，走得慢，看得很小心 　动态■正常　□异常 能准确踢出前方慢速滚过来的球　（踢球较接球顺一些）
复杂背景辨识能力		■　正常　□异常 能从复杂的故事书图画（有背景及许多种的动物）中找出有几只小鸡
于 45 cm 内的阅读距离时，是否对反光敏感		□　是　　■　否 在距离 30 cm 处能读出铝箔纸上反光的字，而不觉敏感 看反光资料上的字时，不会转动头的角度或移动资料来避开反光

注：① 个案评估请依据测试、观察、专业人员意见及会谈结果，综合描述学生各项能力及行为状况，并研判其障碍情形。

② 远距离 3m 以上白底黑字文字卡片。

参考文献

[1] 庄素贞.视觉障碍儿童之功能性视觉评量 [D].台中市:台中师范学院, 1999.

[2] 张胜成.弱视儿童阅读教学 [J].特教园丁,1995,10(2):36-38.

[3] 刘佑星."视"而可见:如何指导弱视学生善用光学辅视器材 [J].国教之友,1989,41(3):5-8.

[4] 郑友泰等.视障儿童视觉效能训练教材 [D].新竹市:台湾新竹师院特教中心,2000.

[5] 教育部师范教育司.盲童心理学 [M].北京:人民教育出版社,2000.

[6] 中国残疾人联合会教育就业部.盲校教学文萃 [M].北京:中国盲文出版社,1997.

[7] 杨枫,百花.现代儿童游戏教育 [M].济南:明天出版社,1998.

[8] 沈光银.游戏教育在视觉功能训练中的作用 [J].现代特殊教育,2001(1):86.

[9] 沈光银,吴海霞.电脑游戏在视功能训练中的应用 [J].商情(科学教育家),2008(4):403-404.

[10] JOSE R T. Understanding Low Vision[M]. New York: American Foundation for the Blind,1994.

[11] LEVACK N. Low Vision: A resource guide with adaptations for students with visual impairments[M]. Austin: Morgan Printing, 1994.